Kieslinger | Bauer

Polyneuropathie

Dr. med. Klaus-Dieter Kieslinger
Mag. Wolfgang Bauer

Polyneuropathie

Wenn Nerven schmerzen

VdÄ
VERLAGSHAUS
DER ÄRZTE

Impressum

www.aerzteverlagshaus.at

1. Auflage 2020

ISBN 978-3-99052-213-4

Umschlaggestaltung & Satz: Grafikbüro Lisa Hahsler, 2232 Deutsch-Wagram
Umschlagfoto: Shutterstock/Seasontime
Projektbetreuung & Lektorat: Marlene Weinzierl
Druck & Bindung: 2imPress s.r.o., 83104 Bratislava
Printed in Slovakia

Das Werk gibt den Wissensstand der Autoren bei Drucklegung wieder. Autoren und Verlag haben alle Buchinhalte sorgfältig geprüft, jedoch kann keine Haftung für die Richtigkeit und Vollständigkeit der hier publizierten Informationen übernommen werden.

Aus Gründen der leichteren Lesbarkeit – vor allem in Hinblick auf die Vermeidung einer ausufernden Verwendung von Pronomen – haben wir uns dazu entschlossen, alle geschlechtsbezogenen Wörter nur in eingeschlechtlicher Form – der deutschen Sprache gemäß zumeist die männliche – zu verwenden. Selbstredend gelten alle Bezeichnungen gleichwertig für Frauen.

Inhaltsverzeichnis

Einleitung

Polyneuropathie – ein sperriger Begriff. So werden viele denken, wenn sie zum ersten Mal auf die Bezeichnung für diese neurologische Erkrankung stoßen. Doch der Name sagt bereits einiges über ihren Charakter aus:

Die Vorsilbe „**Poly**-“ bedeutet einfach „viele“, „-**neuro**-“ weist auf einen Zusammenhang mit dem Nervensystem hin und die Nachsilbe „**-pathie**“ kennzeichnet ganz allgemein eine Erkrankung. Die Polyneuropathie lässt sich demnach als eine **Erkrankung vieler Nerven** definieren.

Genau genommen meinen wir damit die sogenannten peripheren Nerven, also die mehr oder weniger langen Nervenfasern, welche vom Rückenmark bis in die Peripherie ziehen, das heißt in die Füße, in die Finger, in den Bauch- oder in den Brustraum. Diese Nerven können aus vielerlei Gründen Schaden nehmen, wie Sie weiter unten noch genauer lesen werden. Als besonders häufige Ursachen gelten die Zuckerkrankheit (Diabetes), übermäßiger chronischer Alkoholkonsum, Infektionskrankheiten, wie etwa Borreliose, die Einnahme bestimmter Medikamente oder – bei familiär gehäuftem Auftreten – ganz einfach die Genetik.

Ist die Funktion der peripheren Nerven einmal beeinträchtigt, dann macht dies dem Betroffenen auf unterschiedlichste Weise zu schaffen: Patienten berichten von diffusen Schmerzen, oft in Verbindung mit verschiedenartigen Missempfindungen und Gefühlsstörungen. Derartige Beschwerden treten auf, wenn für die Weiterleitung von Gefühlsreizen zuständige Nerven geschädigt sind. Werden motorische Nerven in Mitleidenschaft gezogen, also Nerven, welche die Bewegung der einzelnen Muskeln steuern, dann können sogar Lähmungserscheinungen die Folge sein. Dies kann das Aufstehen oder Gehen wegen der damit verbundenen Sturzgefahr mitunter zu einem gefährlichen Unterfangen machen.

Andere Patienten leiden unter einem quälenden Ziehen, einem Kribbeln oder einem Taubheitsgefühl in den Füßen oder in den Zehen. Sind jene Nerven betroffen, welche in den Brustraum ziehen, dann nehmen Betroffene manchmal sogar ernsthafte Probleme am Herzen nicht adäquat oder zu spät wahr: Es besteht die Gefahr, dass sie einen Herzinfarkt übergehen, weil sie den

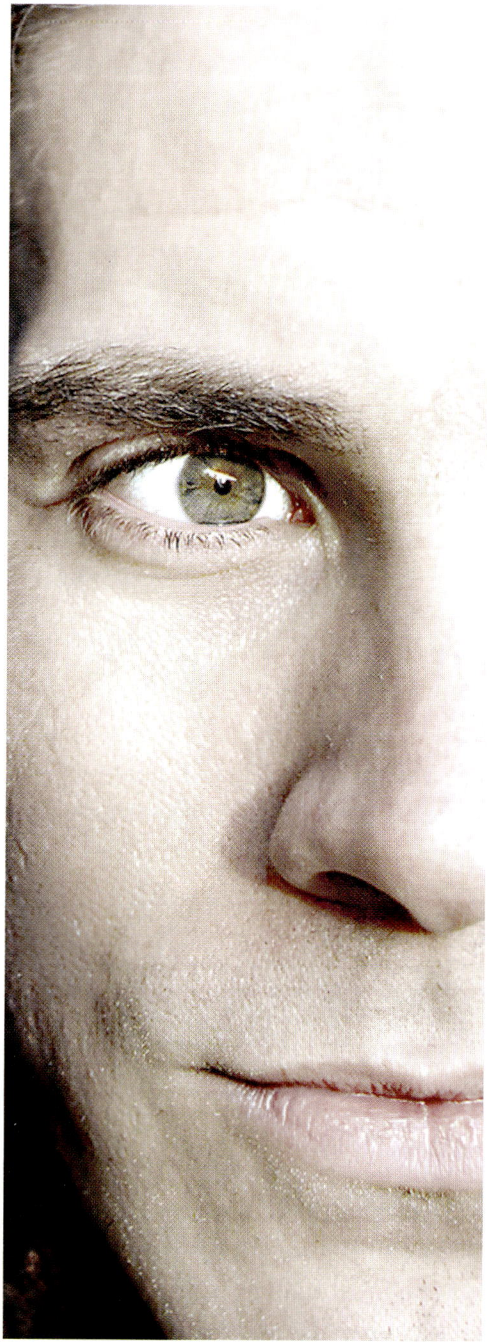

typischen Schmerz hinter dem Brustbein nicht spüren, der normalerweise mit einem Infarkt einhergeht.

Rund zwei bis drei Prozent der österreichischen Bevölkerung und acht Prozent bei den über 55-Jährigen sind von Polyneuropathie betroffen; Männer etwa doppelt so häufig wie Frauen. Die Erkrankung kann jüngere Personen genauso treffen, tritt aber vornehmlich bei älteren Personen auf – der Altersdurchschnitt liegt bei 65 Jahren. Und da die Menschen hierzulande immer älter werden, dürfte sich an der Anzahl der Betroffenen kaum etwas zum Besseren wenden. Im Gegenteil.

Erfreulicherweise gibt es große Fortschritte, was die Diagnostik und die Therapie der Polyneuropathie betrifft. Man denke an die Möglichkeit der präzisen Messung der Geschwindigkeit und Stärke der Nervenleitung (sie ist bei den Betroffenen beeinträchtigt), an moderne bildgebende Verfahren (zum Beispiel Magnetresonanztomographie oder Ultraschall) oder spezielle Untersuchungen im Labor. In vielen Fällen sind jedoch gar keine aufwändigen und schon gar keine schmerzhaften Untersuchungen nötig, um zu einer exakten Diagnose durch einen Neurologen zu gelangen.

Die Behandlung der Polyneuropathie ist sehr vielfältig, die Palette an Möglichkeiten reicht von der Verabreichung wirksamer Medikamente über physikalische Maßnahmen bis hin zur Einnahme von Nahrungsergänzungsmitteln und Vitaminen. Welche Behandlungsmethoden zum Einsatz kommen, hängt von der Ursache der Erkrankung sowie vom Beschwerdebild des jeweiligen Patienten ab. Die Behandlung muss genau auf die Symptome abgestimmt und zugeschnitten werden. Weil – wie gesagt – Diabetes, ein Vitaminmangel, übermäßiger Alkoholkonsum oder ein jahrelang unbehandelter Bluthochdruck die Nerven schädigen und Polyneuropathie verursachen kann, lässt sich die Krankheit in vielen Fällen durch eine Änderung des Lebensstils günstig beeinflussen.

Es zahlt sich also aus, wenn sich Betroffene mit der Erkrankung Polyneuropathie in all ihren Facetten befassen; am besten in einem frühen Stadium, in dem sie sich vielleicht noch gut beeinflussen bzw. an ihrem Fortschreiten hindern lässt. Das führt zu einem deutlichen Gewinn an Lebensqualität und einer Verminderung des Leidensdrucks. Und das ist es auch, was wir mit diesem Buch erreichen wollen. Denn Patienten, die nichts oder zu wenig gegen dieses Leiden unternehmen oder zu spät reagieren, müssen mit einem Fortschreiten der Erkrankung und einer Verschlimmerung der Beschwerden rechnen. Wir möchten mit diesem Buch dazu beitragen, dies zu verhindern.

Auf den folgenden Seiten lesen Sie, unter welchen Beschwerden Polyneuropathie-Patienten leiden, wie die Krankheit bei ihnen begonnen hat und wie sie damit zurechtkommen (Kapitel 1). Im darauffolgenden Kapitel 2 vermitteln wir einen Einblick in die Funktionsweise des Nervensystems und zeigen, was bei Polyneuropathie anders abläuft. Zu welchen Beschwerden die Beeinträchtigung der Nerven führt und was deren mögliche Ursachen sind – das bildet die Inhalte der folgenden Kapitel 3 und 4. Es folgt ein Abschnitt über die Methoden, mit deren Hilfe die Ärzte eine sichere Diagnose stellen und ähnliche Erkrankungen ausschließen (Kapitel 5). Danach bieten wir einen ausführlichen Überblick über die zahlreichen Behandlungsmethoden. Dazu zählen auch begleitende bzw. komplementäre Maßnahmen – wie das Entspannungstraining oder die Verabreichung von Heilpflanzen –, die das Leiden der Betroffenen lindern und deren Lebensqualität verbessern können (Kapitel 6 und 7). Im Anschluss daran zeigen wir, welche Chancen eine Neurologische Rehabilitation sowie Selbsthilfe bieten (Kapitel 8 und 9). Was Betroffene selbst zur Verbesserung ihrer Lebensqualität beitragen können, ist Inhalt des letzten Abschnittes (Kapitel 10).

Fragen, die nach bestimmten Kapiteln und Abschnitten auftauchen können, versuchen wir in Form von Interviews mit Experten zu beantworten. Am Ende des Buches finden Sie ein Lexikon der wichtigsten Begriffe rund um diese Erkrankung.

Um es noch einmal auf den Punkt zu bringen: Polyneuropathie ist ein weit verbreitetes Leiden, mit Symptomen, die von den Betroffenen teilweise als sehr belastend empfunden werden. Von medizinischer Seite her gelingt es immer besser, die Ursachen dieses Leidens genau auszumachen, um eine maßgeschneiderte Therapie anzubieten. Doch um eines kommen Patienten nicht herum: Sie müssen mitmachen und aktiv den gemeinsam mit ihrem Arzt erstellten Therapieplan umsetzen, um eine Besserung erzielen zu können. Compliance – auch so ein sperriger Begriff wie die Bezeichnung der Erkrankung selbst: So nennt die Fachwelt dieses engagierte Einbringen und kooperative Verhalten auf Seiten der Betroffenen. Auch zu dieser Haltung möchten wir mit diesem Buch Mut machen.

Bei einigen Kapiteln haben uns externe Experten mit ihrem Fachwissen unterstützt. Unser ausdrücklicher Dank gilt daher (in alphabetischer Reihenfolge) dem Biologen und Schmerzforscher Univ.-Prof. Dr. Günther Bernatzky, Primar Dr. Peter Biowski, Facharzt für Physikalische Medizin und allgemeine Rehabilitation, der Psychologin Linda Anna-Maria Hillinger, B. Sc., dem ärztlichen Leiter des Neurologischen Therapiezentrums Gmundnerberg, Primar Dr. Hermann Moser, der Apothekerin und Präsidentin der Salzburger Apothekerkammer, Mag. pharm. Kornelia Seiwald, sowie dem Leiter der medizinischen Abteilung im VIVAMAYR Maria Wörth, Prof. Dr. Harald Stossier. Bedanken möchten wir uns auch bei jenen drei Polyneuropathie-Patienten, die offen über ihre Erkrankung erzählt haben – das Thema des folgenden Kapitels.

1 Wie Betroffene die Krankheit erleben

Polyneuropathie, die „Erkrankung vieler Nerven", zeigt auch viele Gesichter. Abhängig davon, welche Nerven geschädigt sind, kann sich das Beschwerdebild sehr unterschiedlich darstellen, wie von uns in der Einleitung bereits erwähnt wurde. Die Erkrankung verläuft nicht immer nach demselben Schema, ihre Symptome können sich im Laufe der Jahre verändern. So beginnt sie nicht selten mit einer Gefühlsstörung in Form von Taubheitsgefühlen in den Füßen, zu denen sich im Laufe der Zeit dann verschiedene Missempfindungen wie Kribbeln, Ziehen oder Elektrisieren hinzugesellen. Nach und nach kann es zu belastenden Schmerzen in den Unterschenkeln kommen. Mit der Zeit breiten sich diese Beschwerden dann häufig auch in die Hände oder sogar in die Arme aus. Die verminderte Wahrnehmung in den Füßen führt im weiteren Verlauf dann häufig zu Schwindelgefühlen in Form von Gangunsicherheit, weil die Betroffenen den Untergrund unter den Füßen und die Position ihrer Beine nicht mehr so gut wahrnehmen können.

Damit Sie sich ein besseres Bild über die vielfältigen Symptome dieser neurologischen Erkrankung machen können, möchten wir Ihnen drei Patienten vorstellen, die uns offen über ihre Beschwerden erzählt haben. Wir wollten von ihnen wissen, wie bei ihnen die Krankheit begonnen hat, wie sie in der Folge verlaufen ist, wie sich die Polyneuropathie auf ihr Leben auswirkt, was sie dagegen unternehmen und wie sie damit zurechtkommen.

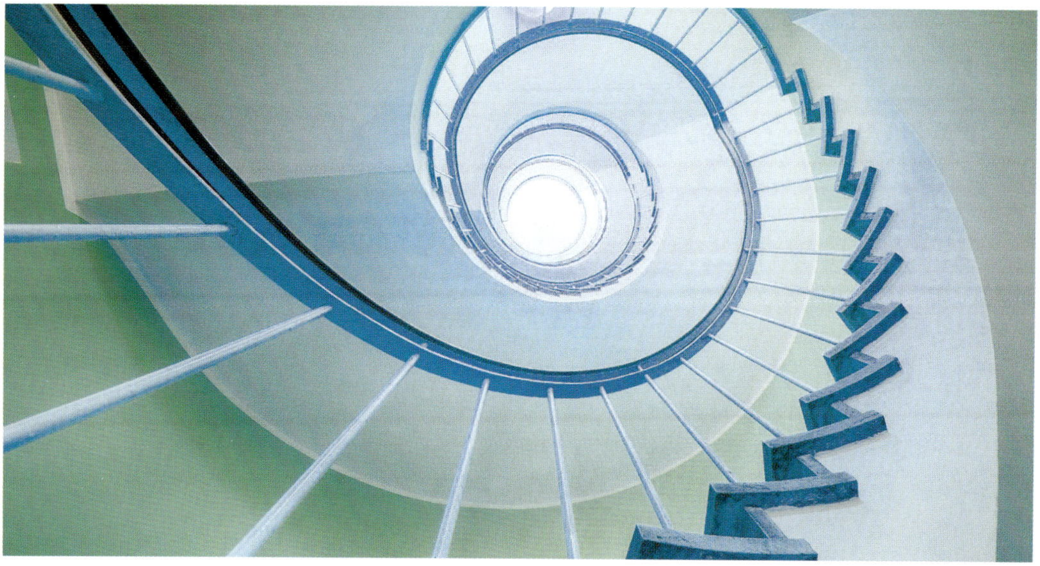

Patientin 1: Mit einem Schock begann das Leiden

Die 70-jährige und alleinstehende Frau H. aus dem Bundesland Salzburg leidet seit vier Jahren an Polyneuropathie. Kurz nach dem plötzlichen Tod ihrer Mutter, den sie als großen Schock erlebte, traten die ersten Beschwerden auf. Es begann mit starken, stechenden Schmerzen in den Zehen und am Rist ihrer Füße, welche ihr jedes Mal das Gehen erschwerten. Diese unangenehmen Empfindungen traten vorwiegend auf, während sie sich bewegte. Aber nicht nur, sondern auch in Ruhe, zum Beispiel abends beim gemütlichen Sitzen vor dem Fernseher.

Frau H. konsultierte ihre Hausärztin, welche relativ rasch die Diagnose einer Polyneuropathie stellte. Wahrscheinlich, so vermutet unsere Patientin, weil sie bereits seit einigen Jahren an Diabetes mellitus Typ 2 litt: Die Zuckerkrankheit gilt ja als eine der häufigsten Ursachen für Polyneuropathie, wie noch genauer zu lesen sein wird. Die Diagnose der Hausärztin wurde in weiterer Folge durch die Untersuchung bei einem Neurologen bestätigt. Eine stationäre Aufnahme zur Abklärung und Therapie folgte.

Die Patientin erhielt Medikamente gegen neuropathische Schmerzen sowie zweimal jährlich Vitamin-B-Infusionen, um die Regeneration der Nerven zu fördern. Ihr Diabetes war ohnehin seit Jahren zufriedenstellend eingestellt. Trotz der frühzeitigen Diagnose und der rasch einsetzenden Therapie verschlechterte sich das Beschwerdebild weiter. Die Schmerzen breiteten sich von den Zehen allmählich weiter nach oben aus, bis in die Unterschenkel.

Manchmal verspürt Frau H. Beschwerden in der Wadenmuskulatur, die sich wie ein Muskelkater anfühlen – jedoch ohne vorangegangene sportliche Aktivität. Auch ein häufig auftretendes Ziehen und Stechen in den unteren Extremitäten quält sie: Es fühle sich so an, als ob sie in viel zu heißem Wasser stehen würde. Inzwischen schmerzen auch ihre Arme und Hände. Außerdem habe sie insgesamt an muskulärer Kraft eingebüßt. Sie getraue sich jetzt nicht mehr, wie früher mit dem Rad zu fahren – einerseits, weil ihr die Kraft dazu fehle, andererseits aber auch, weil sich ihr Gleichgewichtsgefühl stark verschlechtert habe.

Aufgrund ihrer Schmerzen begann Frau H., ihre körperlichen Aktivitäten nach und nach einzuschränken. Auch zog sie sich immer mehr aus ihrem Bekanntenkreis zurück. Und das, obwohl sie früher sehr aktiv gewesen war und im Laufe der Jahre zahlreiche Bergwanderungen und -touren unternommen hatte. Auch ihren Hometrainer benutzt sie kaum noch, weil ihr das Auf- und Absteigen immer schwerer fällt und weil sie Angst hat, dabei zu stürzen. Den Schmerzen, ihren nachlassenden koordinativen Fähigkeiten sowie der zunehmenden Gangunsicherheit begegnet sie, indem sie für kurze Gehstrecken Nordic-Walking-Stöcke verwendet. Längere Gehstrecken vermeidet sie überhaupt. Auf die Verwendung eines Rollators möchte sie verzichten, zumindest solange es irgendwie geht. Früher war sie in den Sommermonaten morgens häufig in das nahe gelegene Schwimmbad gegangen, um sich durch Schwimmen fit zu halten. Heute empfindet sie das Wasser als unangenehmen, ja schmerzhaften Reiz für die Muskulatur. Weniger Gehen, nicht mehr Rad fahren können, eine Reduktion vieler körperlicher Aktivitäten – das ergibt unterm Strich eine erhebliche Verringerung ihrer Mobilität und damit ihrer Lebensqualität. Ihre größte Sorge ist es, eines Tages an einen Rollstuhl gebunden zu sein.

Zufrieden sei Frau H. allerdings mit ihrer Nachtruhe, sie schläft ausreichend und gut. So etwas können nicht alle Polyneuropathie-Patienten über ihren Schlaf behaupten. Der Diabetes des Typs 2 ist – wie bereits erwähnt – durch die Therapie ihrer Internistin gut eingestellt. Es klingt paradox: Frau H. fühlt sich generell gut, ja vital. Wenn da nur nicht die schmerzhaften Einschränkungen beim Gehen wären!

Auf die Frage, welche ihrer beiden chronischen Krankheiten – Diabetes oder Polyneuropathie – sie als die schlimmere empfindet, nennt Frau H. spontan die Polyneuropathie.

Für Einkäufe und diverse Erledigungen ist Frau H. auf die Unterstützung ihrer Tochter angewiesen, die in der Nähe wohnt. Ihren Sohn, der in Übersee lebt, kann sie heute nicht mehr besuchen, wie sie es früher gerne getan hat. Ihr größter Wunsch wäre, dass sich die Beschwerden nicht noch weiter verschlechtern und dass ihr der Rest der Gehfähigkeit erhalten bleibt.

Patient 2: Die Krankheit gut im Griff

Auch bei Herrn A. hat es mit Missempfindungen in den Füßen angefangen. Der 71-jährige Tiroler erinnert sich, dass er damals – vor etwa 20 Jahren – ständig unter **kalten Füßen** zu leiden hatte, obwohl er in warmen Räumen und auf gut beheizten Böden in einem Altersheim arbeitete. Als sich dann in den Füßen auch noch ein Taubheitsgefühl einstellte, suchte er schließlich seinen Hausarzt auf. Dieser verschrieb ihm wärmende Salben, die keine Besserung der Beschwerden brachten. Wenig später gesellte sich ein Kribbeln in den Beinen dazu, was den Arzt veranlasste, den Patienten in eine Klinik zu überweisen. Doch die Durchblutung der Beine, die dort gecheckt wurde, war in Ordnung. „Dann musst du damit leben!", lautete das Resümee des Arztes.

Das tat Herr A. auch eine Weile. Bis sein Hausarzt in Pension ging. Dann wandte sich der Patient an die junge Nachfolgerin, die ihn an eine große neurologische Klinik überwies. Die gründliche Untersuchung dauerte einen halben Tag, dann stand die Diagnose fest: Polyneuropathie. Eine Krankheit, von der Herr A. noch nie etwas gehört hatte. Der behandelnde Neurologe erklärte ihm, dass diese Erkrankung nicht wirklich geheilt werden könne, dass man allerdings einiges unternehmen könne, um gut damit zu leben. Der Patient war gewillt, sich auf das therapeutische Maßnahmenpaket einzulassen.

Als erstes erhielt er ein Medikament aus der Gruppe der Antiepileptika. Auch verschiedene physiotherapeutische Übungen, spezielle Gleichgewichtsübungen und ein gezieltes Training der Muskulatur standen auf seinem Therapieplan. Vieles davon konnte er sich während eines Kuraufenthaltes aneignen. Er besuchte regelmäßig die Sauna, weil er den Wechsel von „heiß" und „kalt" als wichtigen Impuls für sein Temperaturempfinden wahrnahm. Später kam auch die **Hochtontherapie** – die elektrische Stimulation der Nerven mit hochfrequenten Wechselströmen – zur Anwendung. Viele dieser Maßnahmen haben sich bewährt und Linderung gebracht, Herr A. führt sie heute noch regelmäßig durch.

Auf der Suche nach der Ursache der Polyneuropathie kam man anfangs nicht weiter, verschiedene Untersuchungen und Befunde erbrachten keine eindeutigen Ergebnisse. Nach beharrlichem Nachfragen des Arztes kamen Beziehungsprobleme mit der Partnerin ans Licht. Sein damaliger Neurologe hätte ihm geraten, diese Probleme zu bearbeiten. Denn er war überzeugt davon, dass der Körper erheblich Schaden erleide, wenn die Seele nicht atmen könne. Daraufhin beendete Herr A. diese Beziehung. Er sollte bald danach eine neue Partnerin kennenlernen... Darüber hinaus suchte er den Kontakt zu anderen Betroffenen. Er beteiligte sich an der Gründung der „Selbsthilfegruppe Polyneuropathie" in Tirol, die er später sogar als Leiter übernehmen sollte.

Einen anderen Hinweis aus dem beruflichen Alltag des Patienten hätte der Arzt anfangs für nicht so bedeutend wie die **Beziehungsproblematik** gehalten: Herr A. war gelernter Tischler, musste aber vor Jahren diesen Beruf aufgeben, weil seine Lunge durch die verwendeten Chemikalien (insbesondere Nitrolacke) Schaden genommen hatte. Der Patient war jedoch überzeugt, dass sich die **chemischen Giftstoffe** aus dieser Zeit noch immer in seinem Körper befanden und seine Gesundheit nach wie vor beeinträchtigten. Also begann er auf eigene Faust, seinen Körper zu „entgiften", und zwar mithilfe von **Elektrolyse-Fußbädern.**

Herr A. meint, dass er durch dieses Bündel an Maßnahmen heute – 20 Jahre nach der Diagnose – sagen kann, die Polyneuropathie im Griff zu haben. Einige Beschwerden, wie die Schmerzen und das Kribbeln in den Füßen, hätten sich seither sogar deutlich gebessert.

Patientin 3: Aktiv mit der Krankheit umgehen

Die 50-jährige Frau C. aus Niederösterreich leidet an **CMT,** das ist eine vererbte Form der Polyneuropathie. CMT ist die Abkürzung für **C**harcot-**M**arie-**T**ooth-Syndrom, eine Erkrankung, die nach ihren Entdeckern benannt worden war (Näheres siehe Seite 63). Die Diagnose CMT war bei Frau C. vor etwa 15 Jahren gestellt worden. Erste Erscheinungen hatte sie – aus heutiger Sicht – jedoch bereits Jahrzehnte früher verspürt...

Als Jugendliche war sie immer wieder plötzlich und wie aus heiterem Himmel gestürzt. Sie schenkte dem allerdings wenig Beachtung, tat die Stürze vielmehr als Missgeschick und reine Tollpatschigkeit ab. Sie war noch keine 20 Jahre alt, als ihr Freund beim Barfußgehen am Strand bemerkte, dass sie mit ihren Zehen immer eine kleine Menge Sand mitnahm und in die Luft schleuderte. Heute weiß sie, dass es sich dabei um die ersten Anzeichen einer sogenannten **Fußheberschwäche** gehandelt hatte. Diese besteht darin, dass ein normales Anheben der Fußspitzen und damit das Abrollen der Füße über die Zehen nur eingeschränkt gelingt. Denn der Nerv, der das Anheben der Vorfüße steuert, kann aufgrund einer verminderten Leitungsfähigkeit die entsprechenden Impulse nicht in ausreichendem Maße vom Rückenmark an die Fußmuskulatur senden. Daher schleift die Spitze des Fußes knapp über den Boden. Am Strand wird dadurch Sand hochgewirbelt. Auf festem Untergrund bzw. beim Treppensteigen besteht durch diese Schwäche der Vorfußheber die Gefahr, mit den Füßen bei jedem Schritt „hängen zu bleiben" und zu stolpern. Was Frau C. seinerzeit nicht wirklich nachdenklich stimmte. Auch anderen Missempfindungen bzw. Gefühlsstörungen in den Füßen und Beinen schenkte sie anfangs kaum Beachtung. Bis sie mit Mitte 30 schwanger wurde und während dieser Zeit ständig unter kalten Füßen zu leiden hatte – trotz der Hitze des Sommers damals. Sie wandte sich auf Anraten ihrer Physiotherapeutin und Masseurin an einen Neurologen. Vom Verdacht bis zur sicheren Diagnose CMT vergingen jedoch nochmals rund drei Jahre, was auch der Schwangerschaft und der Geburt geschuldet war.

Im Laufe der Zeit kam es zu immer deutlicheren Ausprägungen der Beschwerden und Missempfindungen. Das Gehen wurde zusehends unsicher, Frau C. spürte ihre Füße immer schlechter. Vor allem die Empfindung von Berührungen und die Wahrnehmung von Qualitäten wie „warm" und „kalt" nahmen ab. Eine zunehmende Fehlstellung der Füße durch die langsam und unbemerkt schwindende Muskulatur sowie Verkrampfungen, die auch von den Fehlempfindungen herrührten, führten dazu, dass Frau C. beim Gehen mit den Fersen nicht mehr den Boden berührte. Eine **Operation** an den Füßen – die Achillessehnen wurden verlängert – erbrachte schließlich deutliche Erleichterung. Nun hat sie „beim Gehen die Ferse wieder am Boden“, wie sie es formuliert.

Frau C. ist trotz der Erkrankung noch immer sehr aktiv und sportlich, muss dabei allerdings immer wieder Stürze in Kauf nehmen. Allerdings versucht sie, dieses Risiko zu verringern. So ersetzte sie das Skifahren durch Schneeschuhwandern. Im Sommer geht Frau C. mit Hilfe von zwei Stöcken wandern und bevorzugt gute Wege. Sie tanzt nach wie vor leidenschaftlich gerne, jedoch ihren Möglichkeiten angepasst. Beim Gehen im Dunkeln oder wenn sie sich durch eine größere Menschenmenge bewegen muss, verwendet sie einen Gehstock. Sie fährt mit dem Auto zu ihrem Arbeitsplatz in einer Firma für Medizintechnik nach Wien und engagiert sich in der Selbsthilfe für CMT. Die Patientin unternimmt außerdem vieles, um das Fortschreiten der Polyneuropathie zu bremsen oder aufzuhalten: von physio- und ergotherapeutischen Übungen über das Tragen von Spezialschuhen bis hin zur Stimulation von Nerven und Muskeln mittels Hochtontherapie.

Frei nach dem Motto: Auch wenn die Diagnose Polyneuropathie zunächst wie ein Schock wirken kann – es besteht die Möglichkeit, mit dieser Erkrankung gut zu leben und ihr gegenzusteuern: durch einen bewussten und aktiven Lebensstil!

Wie funktioniert unser Nervensystem?

2

Für einen Menschen, der allzu häufig mit ausgeprägter Nervosität reagiert und wenig belastbar ist, hält die österreichische Mundart eine spezielle Bezeichnung parat. So jemand gilt als „Nerverl". Oder – wie es weit über Österreichs Grenzen hinaus bekannt ist – als „Nervenbündel", also jemand mit einem „dünnen Nervenkostüm".

Neben diesen wenig schmeichelhaften Bezeichnungen findet man in der deutschen Sprache noch eine ganze Reihe von Redewendungen, die sich auf Nerven bzw. das Nervensystem beziehen. Dazu einige Beispiele: Wer die „Nerven verliert", macht vielleicht etwas, was sich nicht gehört. Wenn ein Fußballspieler in der Nachspielzeit einen spielentscheidenden Elfmeter verschießt, dann hat er „schwache Nerven". Schießt er den Ball ins Tor, hat er in der entscheidenden Situation die „Nerven behalten". Gelingt ihm so ein Streich öfter, gilt er als einer mit „Nerven aus Drahtseilen" und somit als wichtiger Rückhalt seiner Mannschaft. Bei den Zuschauern – Fans wie Gegnern – waren während des Strafstoßes die „Nerven angespannt", bei manchen sind sie sogar „blank gelegen". Überhaupt war das Spiel eine einzige „Nervenschlacht", sozusagen „nichts für schwache Nerven". Die Liste der Redensarten in Sachen Nerven ließe sich noch lange fortsetzen. Fest steht: Wenn man sich diese Redewendungen vor Augen hält, dann merkt man, dass das menschliche Nervensystem im deutschen Wortschatz prominent vertreten ist.

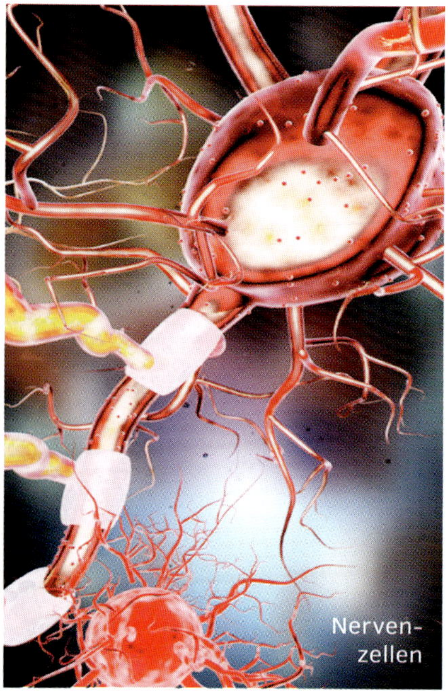
Nervenzellen

Im Grunde spiegeln diese Ausdrucksweisen die Tatsache wider, dass Nerven bzw. deren Funktion das menschliche Leben begleiten, ja bestimmen. Man darf durchaus behaupten, dass ohne Nervensystem in unserem Körper nichts funktionieren würde. Das Nervensystem beginnt sich bereits kurz nach der Zeugung im Mutterleib auszubilden. Es bestimmt unser Leben bis zum Tod. Ob wir etwas sehen oder hören, ob wir atmen, uns bewegen, Freude oder Anspannung erleben oder Schmerzen verspüren – große

Teile des Nervensystems sind immer aktiv daran beteiligt. Nerven nehmen die Signale aus der Umwelt oder aus dem Inneren des Körpers wahr, geben Befehle an die Muskulatur weiter und nehmen wesentlichen Anteil an der Steuerung unserer Körperfunktionen.

Übrigens: Der Fußballsport bietet noch eine Reihe von Besonderheiten, die die Beteiligung des Nervensystems veranschaulichen und die von medizinischem oder sportwissenschaftlichem Interesse sind. Man denke an die motorischen Fähigkeiten der Kicker, an das Ballgefühl oder den Spielwitz einzelner Spieler, die Reaktionen und Reflexe der Torleute und vieles andere mehr – durchwegs Fähigkeiten mit starker Beteiligung einer riesigen Anzahl verschiedener Nerven, etwa der motorischen, die für die Bewegung zuständig sind oder der Nerven, welche die Sinnesorgane mit dem Gehirn verbinden.

Schauen wir uns also dieses hochkomplexe System in unserem Körper etwas genauer an. Wir wollen Sie nicht mit allzu viel Theorie belasten. Aber wer versteht, wie das Nervensystem zumindest im Wesentlichen funktioniert, der kann leichter nachvollziehen, welche Faktoren es beeinflussen oder gar schädigen und zu einer Nervenkrankheit wie der Polyneuropathie führen. Ein erster Schritt also, um sich als Patient aktiv mit der Krankheit zu befassen. Außerdem nimmt ein besseres Verständnis der Zusammenhänge – so hoffen wir jedenfalls – den oft unerklärlichen Beschwerden ihren geheimnisvollen Charakter.

Auge an Großhirn

Grundsätzlich hat das Nervensystem die Aufgabe, mit Hilfe der Sinnesorgane Informationen aufzunehmen, weiterzuleiten und zu verarbeiten. Diese Reize stammen entweder aus der Außenwelt oder aus der Innenwelt des Körpers, wie den Muskeln oder unseren Organen. Angenommen, Sie bekommen in einem Restaurant eine Speise auf einem sehr heißen Teller serviert. Wenn Sie den Teller berühren, um ihn auf dem Tisch zurechtzurücken, dann werden Sie blitzschnell Ihre Hand zurückziehen, um sich nicht zu verbrennen. Eine ganz natürliche Reaktion. In Wirklichkeit läuft dabei eine riesige Menge an Informationen auf den verschiedenen Nervenbahnen durch Ihren Körper: Von der Reizaufnahme durch Temperatur- und Schmerzrezeptoren an den Fingern über die Weiterleitung dieser Information über Nervenbahnen in das Rückenmark und das Gehirn, wo die Information als „zu heiß“ bewertet wird; bis hin zur Rückmeldung von der „Zentrale“ wieder hinaus zu den Muskeln des Armes und der Hand, um sie rasch zu kontrahieren und die Finger vom heißen Teller zurückschnellen zu lassen. Sie merken bereits: Das Nervensystem ist keine Einbahnstraße, vielmehr ist es ein Reizleitungssystem mit Gegenverkehr, ein Hin und Her an Informationen und Befehlen, was – wie wir alle aus eigener Erfahrung wissen – in Bruchteilen von Sekunden abläuft. Der Komiker Otto Waalkes hat dies recht pointiert in seinem Sketch „Der menschliche Körper“ veranschaulicht, in dem das Großhirn an die verschiedenen Organe Anweisungen erteilt.

In unserem Beispiel vom heißen Teller erfolgt der Informationsaustausch zwischen folgenden zwei unterschiedlichen Bereichen des Körpers: Hand und Hirn. Sie repräsentieren auch die beiden unterschiedlichen Nervensysteme, die in unserem Körper tätig sind und die an diesem Informationsaustausch beteiligt sind: Das zentrale und das periphere Nervensystem.

- Das **zentrale Nervensystem** besteht aus **Gehirn** und **Rückenmark**. Beide bilden – wie der Name schon sagt – die Zentrale der Informationsverarbeitung und Reizweiterleitung. Das Rückenmark liegt geschützt im sogenannten Spinalkanal der Wirbelsäule und verläuft vom unteren Ende des Hirnstammes bis in die Höhe des ersten Lendenwirbels. Über die peripheren Nerven treffen die Signale und Informationen aus der Umwelt oder von den Organen über bestimmte Nervenbahnen ein, werden ans Gehirn weitergeleitet und verarbeitet.

  Nach entsprechender Bewertung („Der Teller ist zu heiß“) gehen Informationen bzw. Antworten oder Befehle wieder zurück ans Rückenmark und von dort wie-

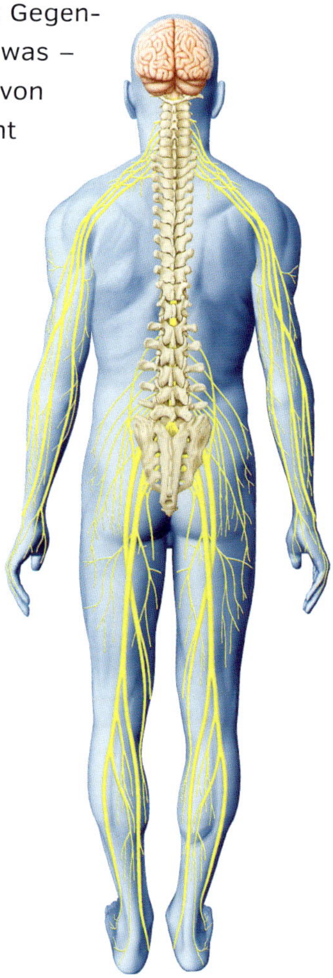

Darstellung der Nervenversorgung von Armen und Beinen

derum über bestimmte Nerven an die entsprechenden Stellen – in unserem Beispiel an den Arm und die Hand. Sie zieht sich augenblicklich zurück.

Wenn die Reaktion besonders schnell erfolgen muss, kann die Übermittlung ans Gehirn ausgelassen werden. Dann wird bereits im Rückenmark die Entscheidung getroffen und die Botschaft wieder an die Peripherie geleitet – nämlich, dass Verletzungsgefahr im Verzug ist –, damit die Reflexreaktionen schnellstmöglich erfolgen können.

- Das **periphere Nervensystem** besteht aus jenen Nerven, die von der Zentrale in die Peripherie führen (bis zu den Spitzen von Fingern und Zehen) und sich auf diesem Weg immer weiter bis in winzigste Nervenfaserchen verästeln. Die meisten peripheren Nerven gehen vom Rückenmark aus. Sie werden unterteilt in:
    - **Motorische Nerven**: Sie führen vom Rückenmark zu den Muskeln und steuern jede Bewegung. Die motorischen Nerven können wir bewusst steuern.
    - **Sensible Nerven**: Sie vermitteln die Sinneseindrücke von den Rezeptoren der Haut, wie Berührung, Druck, Schmerz, Temperaturempfinden, außerdem die Lage der Extremitäten im Raum, den Spannungszustand der Muskulatur sowie die Wahrnehmung durch unsere Sinnesorgane wie Sehen, Schmecken, Hören, Riechen. Außerdem vermitteln sensible Nerven auch die Empfindungen aus unseren inneren Organen wie aus dem Darm oder vom Herzen.
    - **Vegetative** oder **autonome Nerven**: Dieses Nervensystem arbeitet sozusagen autonom, also es unterliegt nicht direkt unserer bewussten Steuerung. Vielmehr regelt es automatisch die Funktionen verschiedener Organe bzw. Organsysteme. Das autonome Nervensystem ist unter anderem für den Blutdruck, die Atmung oder die Tätigkeit der Drüsen zuständig. Es regt beispielsweise automatisch die Schweißbildung an, wenn einem zu heiß ist. Autonome Nerven „melden", dass die Blase voll ist und entleert werden soll. Sie sorgen sozusagen für das innere Gleichgewicht, ständig, ohne Unterbrechung.

      Geregelt werden diese Aufgaben durch das System des **Sympathikus**, das für die Aktivierung des Organismus bei Stress zuständig ist, und durch jenes des **Parasympathikus**, das für Entspannung sorgt.

Das weit verzweigte periphere Nervensystem ist es auch, das uns in Hinblick auf die Polyneuropathie in erster Linie interessiert. Denn es sind die in die Peripherie führenden und die aus der Peripherie kommenden Nerven (also vor allem von den Füßen, den Händen, der Muskulatur und den inneren Organen), die durch eine Reihe von Einflüssen Schaden nehmen können, was in der Folge die Weiterleitung der Reize an die Zentrale – oder auch in Gegenrichtung, von der Zentrale an die Peripherie – beeinträchtigt.

Zellen und Fasern

Unser Nervensystem besteht aus Milliarden von Nervenzellen, den sogenannten **Neuronen.** Wie jede Zelle des menschlichen Körpers besitzt auch die Nervenzelle einen Zellkörper und einen Zellkern. Dazu kommen noch Fortsätze und Fasern, welche die Verbindung zu anderen Nervenzellen herstellen. Es sind dies die **Dendriten** (die zum Zellkern hinführen) und die **Axone** (die vom Zellkern wegführen). Wie die Kabel einer elektrischen Leitung besitzen auch die Axone eine sie umgebende Schutz-und Isolierschicht, die sogenannten **Myelinscheiden.** Diese Isolierschicht ermöglicht eine schnelle Weiterleitung der Nervenimpulse. Es gibt aber auch Nervenfasern mit einer dünnen oder ohne Isolierschicht, nämlich jene, wo eine etwas langsamere Leitungsgeschwindigkeit ausreicht.

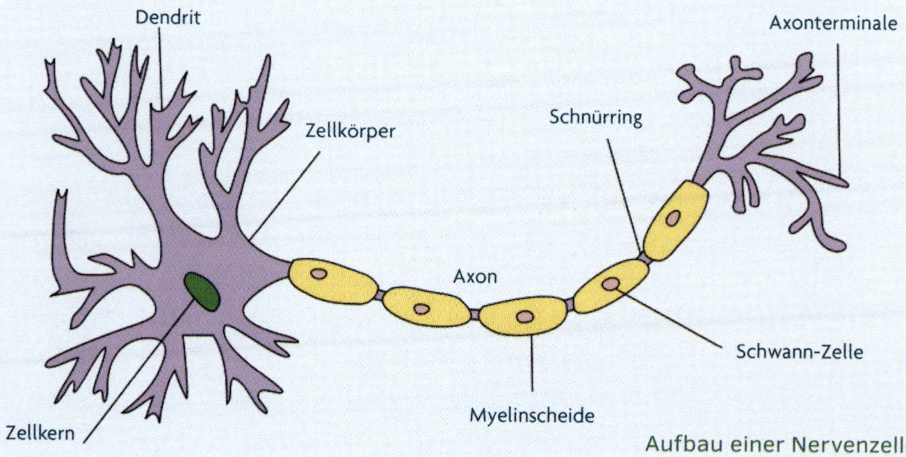

Aufbau einer Nervenzelle

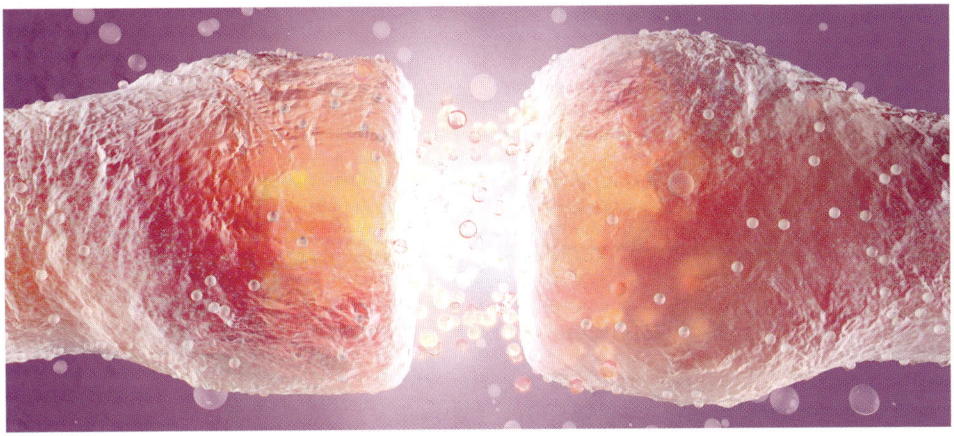

Die Informationen werden in diesem verzweigten Netzwerk – etwa über die Temperatur – als elektrische und chemische Impulse weitergeleitet. Und zwar von einer Nervenzelle zur nächsten auf chemischem Wege mit Hilfe der sogenannten **Neurotransmitter.** Diese Verbindungen sind notwendig, weil auf dem Übertragungsweg zwischen zwei Nervenzellen oder zwischen einer Nervenzelle und einer Muskelzelle jeweils eine winzige Lücke klafft (in der Fachsprache „Synaptischer Spalt" genannt). Die Moleküle der Botenstoffe überwinden diese Lücke, indem sie von der vor dem Spalt liegenden Zelle freigesetzt werden, rasch durch den schmalen Spalt wandern und dann an speziellen Rezeptormolekülen an der Zielzelle andocken.

Ein ständiges Hin und Her

Die Übertragung und Weitergabe der Informationen erfolgt wie bereits erwähnt blitzschnell, mit einer Geschwindigkeit von bis zu 120 Metern pro Sekunde. Manche Nervenfaserbündel sind bis zu eineinhalb Zentimeter dick, andere – einzelne Nervenfasern – wiederum sind viel dünner als ein menschliches Haar. Was die Länge der Nerven angeht, so ist der längste (und auch der dickste) der Ischiasnerv – beim Erwachsenen etwa einen Meter lang. Er zieht vom unteren Ende der Wirbelsäule bis zu den Zehen. Andere Nerven weisen eine Länge von nur wenigen Millimetern auf. Den Begriff Nervenbündel haben wir zu Beginn dieses Kapitels bereits erwähnt. Er hat durchaus einen realen medizinischen Hintergrund, denn Nervenfasern bündeln sich an vielen Stellen des Körpers wie ein Seil und bilden einen gemeinsamen Nervenstrang.

Auf diesen Nervenbahnen rasen die Informationen und Befehle ohne Unterlass hin und her, vom Zentrum im Gehirn und im Rückenmark bis in die entferntesten Muskeln und Organe. Der Weg von der Zentrale zur Peripherie erfolgt auf den sogenannten **efferenten Nervenbahnen**. Umgekehrt nehmen die Informationen von der Peripherie ins Zentrum den Weg über **afferente Nervenbahnen**. Auf diesen Wegen werden die hereinkommenden Informationen aber auch regelmäßig moduliert, also abgeschwächt oder verstärkt. So kann etwa ein Schmerzreiz in körperlich entspanntem Zustand weniger stark wahrgenommen werden als unter Stress oder im depressiven Zustand.

Einige der größeren Nerven lassen sich mit freiem Auge sehen, wenn man sie operativ freilegt. Andere sind nur unter dem Mikroskop erkennbar. Manche Nerven lassen sich sogar von außen durch die Haut ertasten, etwa der Nervus ulnaris an der Innenseite des Ellbogengelenkes: Österreicher bezeichnen ihn als „narrisches Bein", unsere nördlichen Nachbarn nennen ihn „Musikantenknochen", weil ein Stoß auf diesen Nerv manchmal ein lautes Aufheulen verursacht. Es ist in diesem Fall aber eigentlich der Nerv, der den Schmerz auslöst und nicht der darunterliegende Knochen.

Nervenschäden können verschiedene Ursachen haben: Nerven können durch einen Unfall mechanisch geschädigt, ganz oder teilweise durchtrennt oder gequetscht werden. Sie können aber auch durch Entzündungen beeinträchtigt werden, etwa durch Krankheitserreger im Rahmen verschiedener Infektionserkrankungen. Aber auch Giftstoffe, die von außen zugeführt werden, können die Nerven schädigen, etwa Schwermetalle, oder Abfallprodukte, die bei Stoffwechselstörungen im Körper selbst entstehen oder nicht in ausreichendem Maße über den Harn ausgeschieden werden können, wie beispielsweise im Rahmen einer Nierenschwäche. Ein Nährstoffmangel kann die Regeneration der Nervenhüllen schwächen oder auch die Funktion der Nerven direkt hemmen.

Schädigungen der Nerven oder ihrer Hüllen können zu verschiedenartigsten Schmerzen, Missempfindungen, aber auch zu Muskelschwäche, Bewegungseinschränkungen, einem Muskelschwund und sogar zu einer Beeinträchtigung innerer Organe führen – das Thema der folgenden Abschnitte.

Beschwerden bei Polyneuropathie

3

Über welche Beschwerden klagen Patienten, die an Polyneuropathie leiden? Wie bereits erwähnt steht der Ausdruck Polyneuropathie für die Erkrankung „vieler“ peripherer Nerven, also von Nerven, welche das Zentrum (Gehirn und Rückenmark) mit der Peripherie verbinden. An die 500 verschiedene Ursachen können dahinterstecken; die häufigsten und wichtigsten davon wollen wir Ihnen im folgenden Kapitel vorstellen.

Doch zunächst möchten wir mit Ihnen gemeinsam erforschen, welche Beschwerden aus der Beeinträchtigung dieser Nerven resultieren. Sie hängen vor allem davon ab, welche der Nervenfasern im Organismus Schaden leiden, seien es nun die motorischen, die sensiblen oder die sogenannten autonomen Nerven.

Motorische Nerven

Motorische Nerven verbinden das Gehirn bzw. das Rückenmark mit der Muskulatur. Diese Nervenbahnen steuern die Bewegungen des Körpers, indem sie die entsprechenden Befehle an die einzelnen Muskelzellen senden.

Bei einer Beeinträchtigung dieser Nervenbahnen erhalten die Muskeln keine oder zu schwache Befehle, die **Muskelkraft schwindet** teilweise (im Extremfall ganz). Nicht beanspruchte Muskeln verlieren an Masse und an Kraft, der Fachmann spricht in diesem Fall von einer Muskelatrophie. Bei fehlgesteuerten Nervenimpulsen kann es sogar zum Auftreten von Krämpfen in der Muskulatur kommen, etwa zu Wadenkrämpfen während der Nachtruhe.

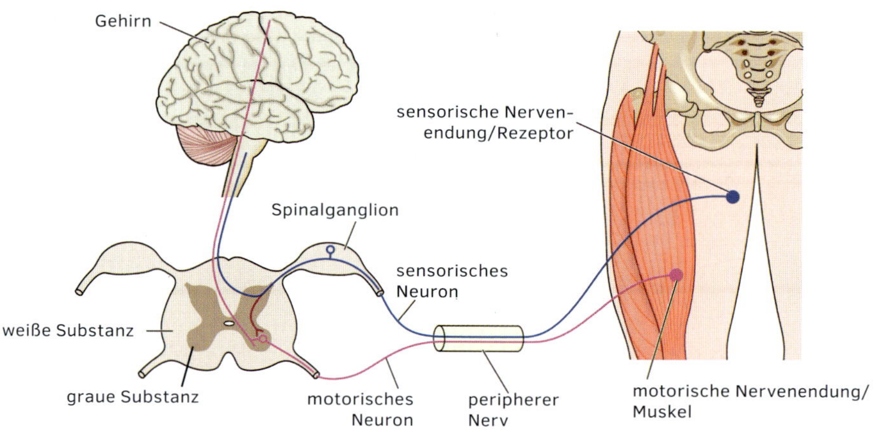

In der häufigsten Verlaufsform kommt es zum Auftreten einer Schwäche und eines Muskelschwundes an den Füßen und Beinen bzw. an Händen und Armen. Betroffen sind anfangs vorwiegend die vom Stamm weiter entfernten Muskeln, da längere Nervenbahnen meist früher betroffen sind. Es gibt aber manchmal auch Fälle, wo in erster Linie die körpernahen Muskeln Funktionseinbußen zeigen.

Sensible Nerven

Sensible Nerven „informieren" die Zentrale über die Außenwelt: Sie übertragen Sinnesqualitäten von der Haut, wie Berührung, Druck, Temperatur oder Schmerz. Sie liefern aber auch Informationen über die Innenwelt, nämlich den Zustand der inneren Organe – den Füllungszustand der Harnblase oder des Enddarmes, Verspannungen der Muskulatur, den Zustand der Gelenke. Sie warnen aber auch vor Gefahr, indem sie Schmerzreize aus den inneren Organen weiterleiten.

Eine Beeinträchtigung dieser Nerven macht sich zu Beginn häufig als ein leises **Taubheitsgefühl** bemerkbar, das zunächst vor allem in den Zehen auftritt, sich mit der Zeit langsam in Richtung Vorfüße, Sprunggelenke bis in die Unterschenkel oder sogar noch weiter ausbreitet. In schwereren Fällen kann das Taubheitsgefühl auch Finger, Hände und Unterarme befallen.

Schreitet die Polyneuropathie im Laufe der Zeit fort, dann können verschiedenartigste **Missempfindungen** auftreten:

- So können sich die Füße **kalt** anfühlen, obwohl sie eigentlich schön warm sind.
- Ein bekanntes Symptom stellt ein ständiges, unangenehmes **Kribbeln** in den Füßen oder Zehen dar.
- Auch **stechende, brennende Schmerzen** oder ein **Elektrisieren** werden häufig von den Betroffenen genannt.
- Manche haben das Gefühl, als ob verschiedene Stellen am Körper **„bamstig"**, also taub oder leicht angeschwollen wären.
- Auch **Druckgefühle** werden berichtet. Die Füße fühlen sich dann an, als steckten sie in zu engen Schuhen.

Nicht selten veranlassen die Schmerzen in den Beinen und Füßen die Patienten dazu, sich ständig zu bewegen. Sie finden dann keine Ruhe mehr. Was sich besonders in der Nacht als sehr belastend auswirkt. Dieser ständige Bewegungsdrang kann übergehen in ein **Restless-Legs-Syndrom** (das Syndrom der unruhigen Beine). Ein solches Restless-Legs-Syndrom kann als Symptom bei einer Polyneuropathie auftreten, kann aber auch gänzlich unabhängig davon vorkommen.

Die Wahrnehmung von Schmerzreizen kann gestört sein, was fatale Folgen mit sich bringt. So kann es passieren, dass der oder die Betroffene eine kleine, unbedeutende Verletzung im Bereich des Fußes nicht mehr spürt und in der Folge diese verletzte Stelle nicht angemessen schont. Dadurch kann

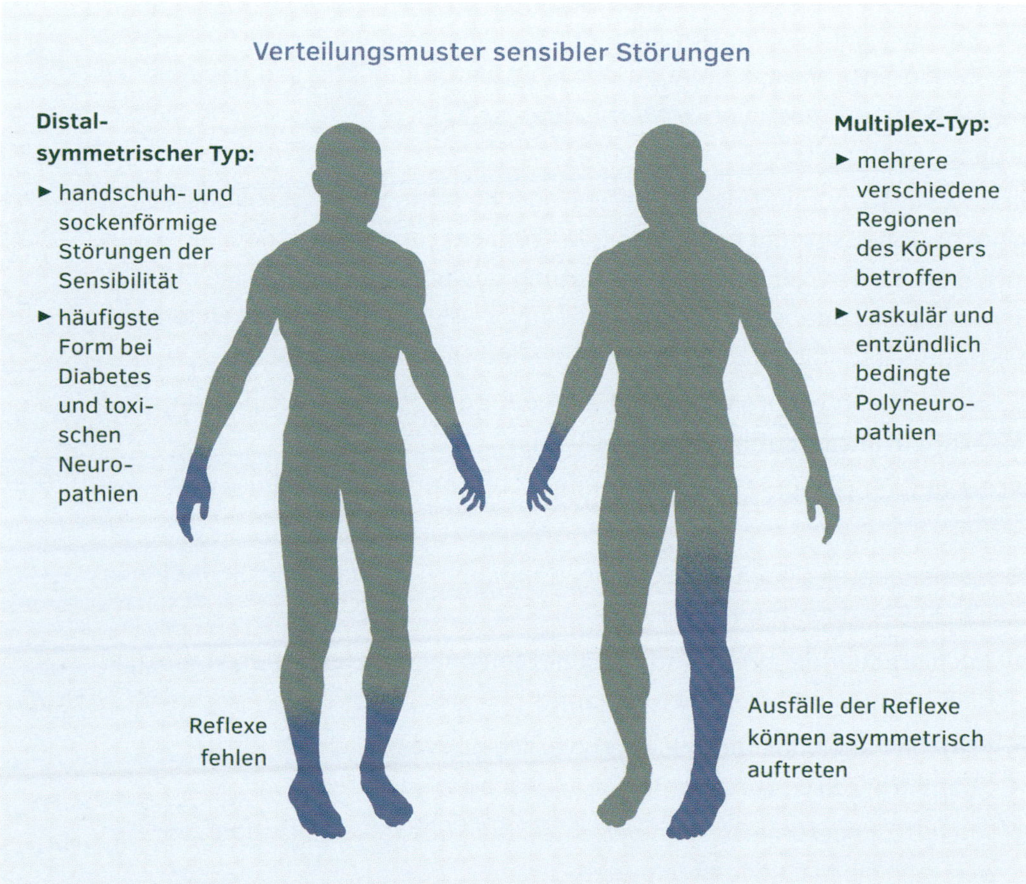

die Verletzung nicht entsprechend abheilen, sich entzünden und damit verschlimmern. Nicht selten führt dies zu bösen Wundinfektionen.

Das häufigste Verteilungsmuster der sensiblen Störungen ist sockenförmig und handschuhförmig – der Arzt spricht dabei vom **„distal-symmetrischen Typ“.** Das bedeutet, dass die Symptome hauptsächlich distal, also in von der Körpermitte entfernten Regionen, wie Füßen oder Händen, auftreten, und dass die Nervenschädigung beide Körperseiten betrifft, also symmetrisch beide Füße und/oder Hände. Es besteht aber auch die Möglichkeit, dass die Verteilung der sensiblen Ausfälle asymmetrisch ist und mehrere verschiedene Regionen beeinträchtigt sind, zum Beispiel ein Fuß und eine Hand auf der gegenüberliegenden Körperseite – der sogenannte **„Multiplex-Typ“.**

Eine Sonderform der Polyneuropathie ist die sogenannte **Small-Fiber-Polyneuropathie**. Dabei sind vorwiegend die ganz kleinen Nervenverzweigungen ohne Isolierschicht in der Haut betroffen. Es stehen meist symmetrische, brennende Schmerzen der Füße sowie eine Störung des Temperaturempfindens im Vordergrund, also die verminderte Fähigkeit, „kalt“ und „warm“ zu unterscheiden. In diesem Fall ist auch der Befund bei einer Untersuchung der Nervenleitgeschwindigkeit unauffällig oder annähernd normal.

Autonome/vegetative Nerven

Über **autonome** oder **vegetative Nerven** reguliert das Gehirn automatisch die Funktion der inneren Organe, Drüsen, Blutgefäße und dergleichen. Eine Störung dieser Nerven kann die Entleerung der Blase beeinträchtigen, sodass Probleme mit dem Harnlassen entstehen. Auch die Regulation der Arbeit des Darmes kann in Mitleidenschaft gezogen werden, sodass eine chronische Verstopfung oder sogar Durchfälle auftreten.

Bei Störungen der Schweißsekretion geraten manche Patienten ohne ersichtlichen Grund ins Schwitzen, bei anderen wiederum kommt es selbst bei körperlicher Anstrengung zu einer verminderten Schweißbildung.

Autonome Nerven regulieren die Weite der Blutgefäße und damit den Druck, welchen der Blutstrom innerhalb der Gefäße ausübt. Eine Störung autonomer Nerven kann daher Blutdruckschwankungen mit Schwindel und Kollapsneigung verursachen.

Symptomübersicht

Bei einer Erkrankung wie der Polyneuropathie werden die Beschwerden in Plus- und Minussymptome eingeteilt. Die Kategorie der Plus-Symptome betrifft Beschwerden, die durch die Erkrankung hinzukommen, wie etwa ein Kribbeln oder Krämpfe, während Minus-Symptome den Verlust von Empfindungen oder bestimmten Fähigkeiten beschreiben, zum Beispiel ein Taubheits- oder Schwächegefühl. Im Folgenden haben wir Ihnen eine Übersicht der typischen Symptome bei Polyneuropathie-Patienten zusammengestellt.

Motorische Symptome

Plus-Symptome

- ☑ Muskelkrämpfe
- ☑ Faszikulationen (spontanes Zucken von Muskeln)
- ☑ Myokymien (langsame, wellenartige Muskelbewegungen, sogenanntes „Muskelwogen“)

Minus-Symptome

- ☑ Schwäche
- ☑ Lähmungen
- ☑ Muskelatrophie (Muskelschwund)

Sensible Symptome

Plus-Symptome

- ☑ neuropathischer Schmerz
- ☑ Parästhesien (Missempfindungen, die spontan auftreten): Kribbeln, Brennen, Elektrisieren, Schraubstockgefühl, Wärme- oder Kältegefühl
- ☑ Dysästhesien (Missempfindungen auf Berührung)

Minus-Symptome

- ☑ vermindertes Berührungsempfinden
- ☑ Taubheitsgefühl, Pelzigkeitsgefühl
- ☑ vermindertes Schmerzempfinden
- ☑ Verminderung des Temperatur-, Lage- und Vibrationsempfindens
- ☑ beeinträchtigte Koordination und Feinmotorik
- ☑ „Gehen wie auf Wolken“

Autonome Symptome

- ☑ orthostatische Hypotension (Blutdruckabfall in aufrechter Position)
- ☑ Verstopfung
- ☑ Durchfall
- ☑ Erektionsstörung, verminderte sexuelle Erregbarkeit
- ☑ vermehrtes oder vermindertes Schwitzen
- ☑ trockenes Auge, Blendungsgefühl
- ☑ Hautveränderungen, umschriebener Verlust der Körperbehaarung
- ☑ Störungen der Blasenfunktion

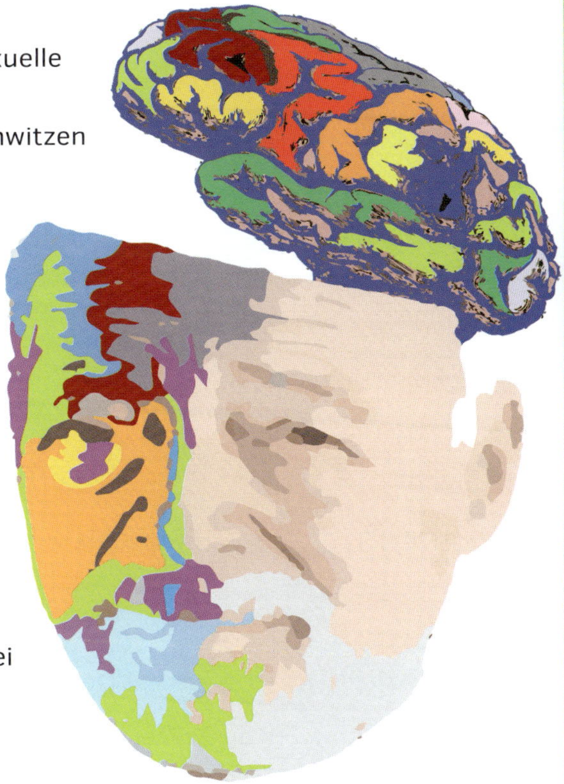

Beteiligung der Hirnnerven (selten)

- ☑ Gesichtslähmung (ein- oder beidseitig)
- ☑ Augenbewegungsstörungen (Doppelbilder)
- ☑ herabhängendes Augenlid (z. B. bei diabetischer Polyneuropathie)
- ☑ Schluckstörungen
- ☑ Hörstörungen

Verlaufsformen und Folgen

Die meisten dieser Symptome entwickeln sich langsam und verlaufen langsam fortschreitend.

Ein schnellerer Verlauf ergibt sich, wenn die Schädigung der Nerven beispielsweise von bestimmten Medikamenten verursacht wird. Dann machen sich die Beschwerden als Nebenwirkungen relativ rasch bemerkbar. Allerdings tritt eine deutliche Besserung ein, wenn man das Medikament wieder absetzt. In diesem Fall erholt sich der geschädigte Nerv – was allerdings nicht für alle Nervenschädigungen gilt.

Auch eine Störung des Immunsystems führt in manchen Fällen zum Auftreten einer akuten Polyneuropathie. Nämlich dann, wenn sich das Immunsystem im Rahmen einer sogenannten Kreuzreaktion gegen eigene Körperzellen richtet, wie bei dem sogenannten Guillain-Barré-Syndrom. Die Ursache hierfür liegt in einer zufälligen Ähnlichkeit von Strukturen an der Oberfläche bestimmter Krankheitserreger mit der Oberfläche von körpereigenen Zellen – zum Beispiel von Nervenzellen oder deren Hüllen. Dann zerstört das Immunsystem aufgrund dieser „Verwechslung" körpereigene Zellen. Die Folge ist eine schwere, akute Sonderform der Polyneuropathie, die eine intensivmedizinische Behandlung erfordert. Es gibt aber auch eine Reihe von chronischen Formen der durch das Immunsystem ausgelösten Polyneuropathien.

Verlauf von Polyneuropathien	
VERLAUFSFORM	DAUER
akut	mehrtägig, zwei bis vier Wochen
subakut	vier bis acht Wochen andauernd
chronisch	zwei Monate bis viele Jahre andauernd

Behandlung der Ursachen: Darauf kommt es an

Das Fortschreiten der Erkrankung lässt sich häufig stoppen, wenn man diejenige Krankheit erkennt und behandelt, die der Nervenschädigung zugrunde liegt. Wenn man etwa den Blutzucker durch Medikamente und eine entsprechende Diät gut einstellt oder keinen Alkohol mehr trinkt; denn Diabetes und chronisch starker Alkoholkonsum zählen zu den häufigsten Verursachern einer Polyneuropathie. Doch dazu später mehr.

Bei chronischen Polyneuropathien lassen sich gewisse Nervenfunktionen durchaus noch trainieren bzw. die Funktion von ausgefallenen Nervenzellen durch andere, intaktere Nervenzellen kompensieren. Dann geht es darum, das verbliebene Potenzial zu nutzen und somit die Funktionalität zu verbessern – durch Maßnahmen, die im Abschnitt über Therapien näher besprochen werden. Es macht sich also möglicherweise bezahlt, rasch fachliche Hilfe zu suchen, sobald sich die genannten Beschwerden einstellen.

Mögliche Folgen bei Fortschreiten der Erkrankung

Wenn Betroffene allerdings die Beschwerden einfach hinnehmen und die Abklärung der Ursachen vor sich herschieben, schreitet die Krankheit oft unablässig fort. Dann besteht die Gefahr, dass sich Symptome wie Schmerzen und Missempfindungen allmählich verschlimmern. Als mögliche Begleitsymptome können Schlafstörungen und in weiterer Folge Depressionen auftreten.

Als Folge der Gangunsicherheit kommt nicht selten ein Teufelskreis in Gang, wenn Koordinationsprobleme und Schwindelgefühle den Alltag begleiten. Nicht ausreichend beanspruchte Muskeln verlieren zunehmend an Masse und Kraft, dadurch steigt die Gangunsicherheit weiter und die Sturzgefahr nimmt zu. Das wirkt sich mit der Zeit negativ auf die Mobilität aus: Viele Patienten trauen sich schließlich kaum mehr aus dem Haus.

Manche Patienten, deren Polyneuropathie von chronischem Alkoholkonsum verursacht wurde, können in eine weitere Spirale hineingeraten: Um die auftretenden Schmerzen zu „betäuben", konsumieren sie noch mehr Alkohol, die Nerven werden dadurch noch mehr geschädigt, die Schmerzproblematik verschärft sich.

Die Liste möglicher negativer Folgen ließe sich noch lange fortschreiben. Fest steht: Je früher ärztliche Hilfe aufgesucht wird, desto rascher kann die Erkrankung diagnostiziert werden und desto rascher kann man therapeutische Maßnahmen ergreifen, um die Polyneuropathie günstig zu beeinflus-

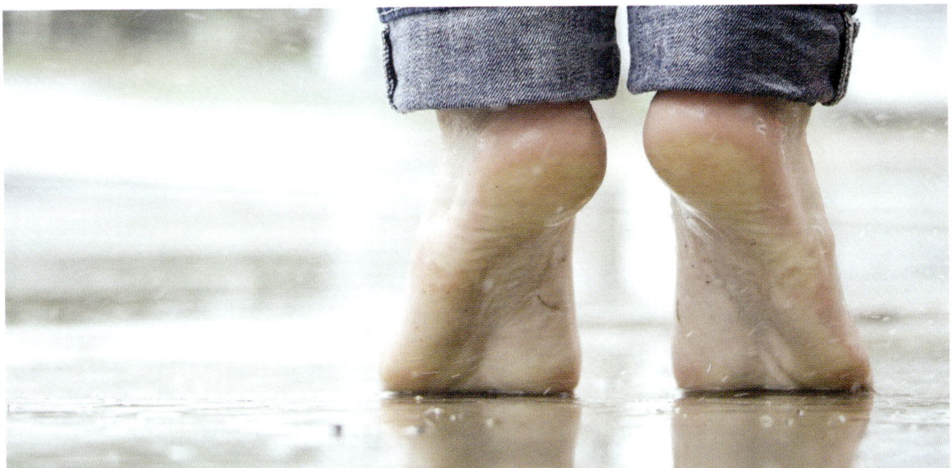

sen. Ein wichtiger Faktor auf dem Weg zu einer erfolgreichen Therapie ist allerdings, dass auch der Patient selbst im Rahmen seiner Möglichkeiten dazu beiträgt. Doch dazu später noch mehr.

Folgeerscheinungen der Polyneuropathie

- Muskelschwund
- Schwindel
- Gangunsicherheit
- Stürze
- Verletzungen
- Restless-Legs-Syndrom
- Ängste
- Schlafstörungen
- Depressionen
- Störungen der Wundheilung (z. B. diabetischer Fuß)
- Verlust der Haare an den Beinen

Interview: Gibt es Vorboten der Erkrankung?

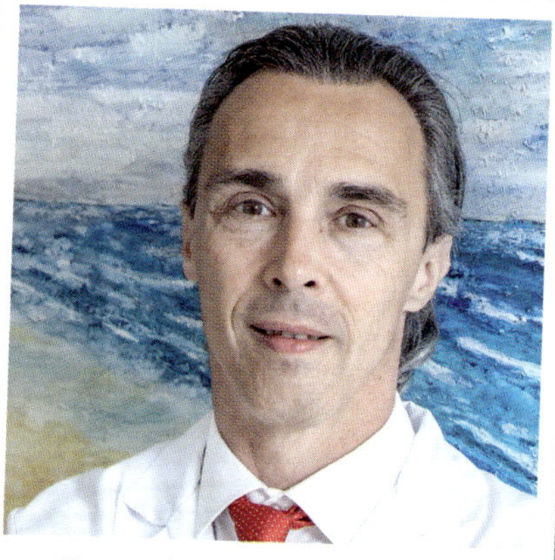

Dr. med. Klaus-Dieter Kieslinger

Herr Dr. Kieslinger, wir haben zuletzt die wichtigsten Symptome einer Polyneuropathie kennengelernt. Gibt es eigentlich auch Vorboten dieser Erkrankung, Anzeichen, die stutzig machen sollten?

Dr. Kieslinger: Der Beginn einer Polyneuropathie verläuft in den meisten Fällen schleichend. Erste Anzeichen sind meist ein leichtes Taubheitsgefühl oder Kribbeln der Zehen. Diabetiker sollten in regelmäßigen Abständen ihre Füße kontrollieren lassen, dazu gehört die Untersuchung auf Störungen des Wachstums bzw. der Regeneration von Haut und Nägeln sowie die Testung der Sensibilität.

Bei welchen Anzeichen sollten Betroffene möglichst rasch zu einem Neurologen zur Abklärung?

Dr. Kieslinger: Grundsätzlich sollte bei allen neu auftretenden neurologischen Beschwerden möglichst rasch ein Facharzt aufgesucht werden. Dies gilt insbesondere bei starken Schmerzen, raschem oder sogar plötzlichem Auftreten von Gefühlsstörungen, Lähmungen oder bei Störungen des Kreislaufs und der Atemfunktion usw. In diesen Fällen sollte man sofort ärztliche Hilfe in Anspruch nehmen und einen Neurologen oder eine neurologische Notfallambulanz aufsuchen.

Muss man Angst haben, an Polyneuropathie zu leiden, wenn man öfters kalte Füße hat oder wenn es irgendwo in den Füßen oder Händen kribbelt?

Dr. Kieslinger: Fast jeder von uns bemerkt einmal einen vorübergehend eingeschlafenen Fuß oder eine eingeschlafene Hand, zum Beispiel nach dem Aufwachen aus dem Schlaf. Auch Kältegefühle oder vorübergehende Missempfindungen treten nicht selten auf. Hier ist natürlich nicht immer Polyneuropathie die Ursache. Im Zweifelsfall empfiehlt sich jedenfalls die Konsultation eines Facharztes: Entweder, um möglichst rasch zu wissen, was die Ursache der Beschwerden ist und um die nötige Diagnostik und Therapie einleiten zu können, oder um beruhigt sein zu können, wenn nichts Ernstes dahintersteckt.

Wenn ein Knochen Schaden erleidet und zum Beispiel bricht, dann kann der wieder ausheilen. Heilt auch ein geschädigter Nerv?

Dr. Kieslinger: Nervenfasern und Hüllen besitzen eine hohe Fähigkeit der Regeneration, wie wir heute wissen. Wenn der ursächliche, schädigende Faktor wegfällt – ein Mangel an Nährstoffen, eine chronische Belastung durch zu hohen Blutzucker oder Toxine, eine fehlgeleitete Immunreaktion – dann besteht eine realistische Möglichkeit, dass sich Beschwerden zurückbilden. Dies kann allerdings eine gewisse Zeit in Anspruch nehmen. Ist eine Nervenfaser durchtrennt, dann vermag ihr Axon erneut auszusprossen und sich wieder den Weg entlang der ursprünglichen Myelinscheide zu suchen. Allerdings wächst ein Nerv im

Monat etwa drei Zentimeter, sodass sich leicht ausrechnen lässt, wie lange die Regeneration eines Nerven von einem Meter Länge dauern kann.

Die Verlaufsformen der Erkrankung können sehr unterschiedlich sein, wie wir bei den drei Patienten am Beginn des Buches gesehen haben. Polyneuropathie scheint eine Erkrankung zu sein, die nicht nach Schema F abläuft. Ist sie trotzdem gut behandelbar?

Dr. Kieslinger: Es gelingt fast immer, die Beschwerden zu lindern oder sogar zu beheben. Voraussetzung ist, dass sich der Arzt für jede Einzelne, jeden Einzelnen genügend Zeit nimmt, um auf die individuelle Problematik einzugehen. In manchen Fällen muss man ein bisschen Geduld aufbringen, wenn ein, zwei Anläufe nötig werden. Dann sollte man auch als Patient darauf achten, dass man nicht gleich die Flinte ins Korn wirft und den Arzt wechselt. Es ist meist besser, gemeinsam an der Lösung des Rätsels zu arbeiten. Ihre Ärztin, Ihr Arzt hat meist noch eine ganze Reihe von Ideen und Möglichkeiten auf Lager.

Unter welchen Umständen sollte der Patient eine weitere Meinung einholen?

Dr. Kieslinger: Wenn man keine gute Basis findet, also die persönliche Gesprächsebene nicht funktioniert, oder man das Gefühl hat, dass der Arzt nicht auf die Fragen des Patienten eingeht, kann es manchmal sinnvoll sein, einen anderen Therapeuten hinzuzuziehen.

Als Facharzt für Neurologie sind Sie in Ihrer Praxis mit vielerlei neurologischen Erkrankungen konfrontiert, etwa mit Depressionen, Kopfschmerzen aller Art, mit der Parkinson-Krankheit, dem Restless-Legs-Syndrom usw. Welchen Stellenwert nimmt die Polyneuropathie in Ihrer täglichen Arbeit ein?

Dr. Kieslinger: In der Praxis zählen die Polyneuropathien zu den häufigsten Erkrankungen, mit denen wir Neurologinnen und Neurologen konfrontiert werden. Wir beschäftigen uns regelmäßig damit – meist sogar mehrmals täglich!

Ursachen der Polyneuropathie

4

Dem Duden zufolge versteht man unter einer Ursache einen Vorgang oder ein Geschehen, das einen Zustand oder eine Handlung bewirkt. Mit einer Ursache ist also der eigentliche Grund oder Anlass für einen bestimmten Zustand gemeint.

In der Heilkunde hat die Suche nach der Ursache für eine bestimmte Erkrankung einen besonders hohen Stellenwert. Denn nur dann, wenn man die Ursache kennt und sie eindeutig identifizieren kann, ist es möglich, effiziente Maßnahmen in die Wege zu leiten, um sie zu bekämpfen und die Krankheit nachhaltig zu bessern oder sogar zu heilen. Wenn zum Beispiel bestimmte Bakterien eine Lungenentzündung verursachen, kann man mit der Verabreichung des richtigen Antibiotikums gezielt die Bakterien bekämpfen, sodass die Erkrankung abheilt. Freilich ist es in vielen Fällen nicht möglich, eine eindeutige Ursache für Beschwerden ausfindig zu machen. In solchen Fällen lässt sich trotzdem meist eine Besserung erreichen, indem man gezielt versucht, die Symptome zu lindern. Der Königsweg besteht allerdings in der Behandlung der Ursachen.

Überblick

Die häufigsten Ursachen einer Neuropathie

Diabetes mellitus und Alkoholkrankheit sind in Europa mit Abstand die häufigsten Polyneuropathie-Ursachen, in tropischen und subtropischen Regionen sind es Mangelernährung und Lepra.

nach Masuhr Karl F. et al., „Neurologie“, Thieme 2013; modifiziert

Nun, was die Polyneuropathie betrifft, so sind an die 500 verschiedene Ursachen bekannt, also 500 mögliche Ursachen, die zu dieser neurologischen Erkrankung führen können. Doch keine Angst! Dies bedeutet nicht, dass Sie bei entsprechendem Verdacht einen langwierigen Diagnose-Marathon absolvieren müssen, damit Licht in das Entstehen und die Entwicklung Ihrer Erkrankung kommt. Denn die weitaus meisten Polyneuropathie-Fälle lassen sich auf ein paar wenige Ursachen bzw. im Prinzip gut diagnostizierbare und therapierbare Gesundheitsprobleme zurückführen: Auf die Zuckerkrankheit

(Diabetes) und auf permanenten übermäßigen Alkoholkonsum (Alkoholismus). Beide Phänomene sind in unserer Gesellschaft weit verbreitet, vor allem die Zahl der Diabetiker wächst besorgniserregend.

Ursachenverteilung bei 278 stationären Polyneuropathie-PatientInnen (PNP) in (Ost-)Österreich, 2011.

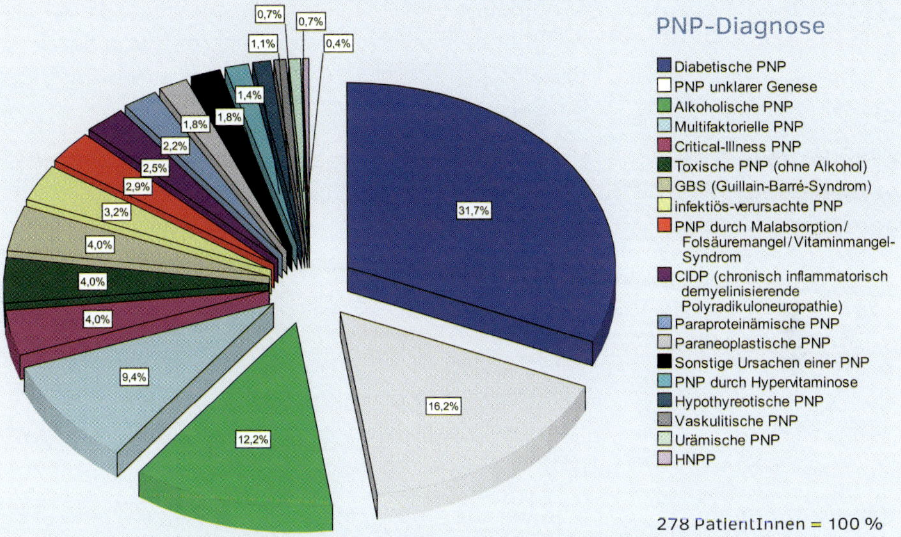

Quelle: Koren, J.-P. et al: Polyneuropathie – Ätiologie, Geschlechterverteilung und Altersdurchschnitt in Ost-Österreich, eine retrospektive Datenanalyse an 278 Patienten. Klin Neurophysiol 2013; 44(01):10-17 (siehe Literaturverzeichnis)

Ursachen einer Polyneuropathie

Der deutsche Neurologe und Psychiater Karl F. Masuhr teilt in seinem Buch „Neurologie“ (siehe Literaturverzeichnis) die Ursachen der Polyneuropathie folgendermaßen ein (modifiziert):

URSACHE	BEISPIELE
exogene Toxine (von außen aufgenommene Giftstoffe)	übersteigerter Alkoholkonsum Medikamente, Umweltgifte

endogene Toxine (Giftstoffe bei Stoffwechselstörungen)	Diabetes mellitus Typ 1 oder Typ 2 Urämie (Harnvergiftung bei schwerer Nierenschwäche) Hypothyreose (Schilddrüsenunterfunktion) Gestose (Schwangerschaftsvergiftung) CIP (Critical Illness Polyneuropathie – nach längerer Behandlung auf der Intensivstation) Akromegalie (durch Überschuss an Wachstumshormomen hervorgerufene Vergrößerung der distalen Teile der Extremitäten und vorspringenden Körperteile)
genetische Veranlagung/ Vererbung	Porphyrie (gestörte Produktion des roten Blutfarbstoffes Häm) Paraproteinämien, z. B. primäre Amyloidose (Ablagerung unlöslicher Proteine im Blut/Gewebe) HMSN Typ 1 bis Typ 7 (Hereditäre motorisch-sensorische Neuropathie; Typ 1 entspricht dem Charcot-Marie-Tooth-Syndrom) HSN (Hereditäre sensorische Polyneuropathie) HSAN (Hereditäre sensorische und autonome Neuropathie)
Nährstoffmangel	Mangelernährung gestörte Aufnahme bestimmter Nährstoffe im Darm
Infektionen	Bakterien, Viren, Parasiten
Erkrankungen der Blutgefäße	entzündliche Gefäßerkrankungen wie rheumatoide Arthritis, Panarteriitis, Lupus erythematodes (Schmetterlingsflechte)
Tumorerkrankungen	Karzinome, Sarkome, maligne Lymphome
Erkrankungen des Blutes	Leukämien, Multiples Myelom
Autoimmunerkrankungen	Reaktion des Immunsystems gegen das eigene Nervengewebe, z. B. Guillain-Barré-Syndrom, CIDP (Chronische inflammatorische demyelinisierende Polyneuropathie)
idiopathisch	Ursache lässt sich nicht feststellen

Diabetes und Alkoholmissbrauch

Sowohl die Zuckerkrankheit als auch der zu hohe Alkoholkonsum können dem Nervensystem schaden. Vor allem, wenn der Diabetes lange nicht behandelt wurde oder schlecht eingestellt ist bzw. wenn der Alkoholkonsum permanent zu hoch ist. Die Nervenschädigung kann direkt erfolgen, indem die Nervenfasern oder deren Isolierschicht, also die bereits erwähnten Myelinscheiden, geschädigt werden. Sie kann aber auch „auf Umwegen" geschehen, weil es zum Beispiel durch den dauerhaften Konsum von Alkohol zu einem Verlust an lebenswichtigen Mikronährstoffen, allen voran Vitaminen, kommt. Ein solcher Vitaminmangel führt dann zur Schädigung der Nerven.

Alarmierende Zahlen

Nach Angaben des auf Abhängigkeitserkrankungen spezialisierten Wiener Anton-Proksch-Institutes sind rund 340.000 Landsleute alkoholabhängig. Die Österreichische ARGE Suchtvorbeugung nennt sogar rund 370.000 Betroffene, das sind an die fünf Prozent der Bevölkerung. Darüber hinaus trinken viele Österreicher Alkohol in einem Ausmaß, das die Gesundheit gefährden kann (siehe Tabelle auf Seite 51).

Ebenfalls besorgniserregend sind die Zahlen in puncto Diabetes. Mehr als 600.000 Menschen sind derzeit an Diabetes erkrankt, so die Österreichische Diabetes-Gesellschaft (ÖDG). 85 bis 90 Prozent davon leiden unter Typ-2-Diabetes. Seit 1998 hat die Zahl der Diabetiker in Mitteleuropa um sage und schreibe 40 Prozent zugenommen! Und für das Jahr 2030 rechnet die ÖDG sogar mit mehr als 800.000 Betroffenen in Österreich. Einer der Gründe für diese Entwicklung: Die Menschen werden immer dicker und fettleibiger (adipös), bewegen sich immer weniger. Überernährung, Fettleibigkeit und Bewegungsmangel fördern die Entwicklung der Zuckerkrankheit. Damit wird einer Polyneuropathie ein guter Boden bereitet.

Grund genug, diese beiden Hauptursachen für Polyneuropathie genauer unter die Lupe zu nehmen. Nicht nur aufgrund der großen Anzahl an Diabetikern und Alkoholkranken, sondern auch deshalb, weil sich sowohl der Alkoholkonsum als auch der Diabetes gut behandeln und günstig beeinflussen lassen. Etwa durch Medikamente, psychotherapeutische Hilfe und Lebensstiländerungen. Man kann sozusagen das Übel an der Wurzel packen und Folgeerkrankungen wie die Polyneuropathie verhindern. Und es ist möglich, das Fortschreiten einer diabetischen Polyneuropathie zu stoppen, wenn der Blutzuckerspiegel gut eingestellt ist. Durch eine erfolgreiche Behandlung der Alkoholkrankheit wiederum können sich geschädigte Nerven wieder erholen.

Diabetes

85 bis 90 Prozent der Zuckerkranken leiden unter Diabetes Typ 2. Das ist jene Form des Diabetes, der sich im Laufe des Lebens aufgrund des Lebensstils entwickeln kann. Der geringere Anteil der Diabetiker leidet an Diabetes Typ 1. Bei dieser Form kann der Organismus aufgrund einer Autoimmunerkrankung kein oder fast kein Insulin mehr produzieren: Das Immunsystem zerstört aufgrund einer zufälligen Ähnlichkeit in der Oberflächenstruktur bestimmter Krankheitserreger die Inselzellen in der Bauchspeicheldrüse. Das für den Stoffwechsel lebenswichtige Hormon Insulin muss man in diesem Fall lebenslang von außen zuführen, durch Injektionen oder eine Pumpe.

Früher wurde der Typ-2-Diabetes „Altersdiabetes“ genannt. Diese Bezeichnung ist zwar immer noch richtig, denn rund 90 Prozent der Typ-2-Diabetiker erkranken erst in der zweiten Lebenshälfte. Doch diese Form der Zuckerkrankheit grassiert bei immer mehr Kindern und Jugendlichen, weil in dieser Altersgruppe die Phänomene Übergewicht und Bewegungsmangel immer häufiger vorkommen.

Zuckersüßes Nervengift

Beim Typ-2-Diabetes handelt es sich um eine Stoffwechselstörung. Der Einfachzucker Glukose (Traubenzucker) wird aus der Nahrung im Darm ins Blut aufgenommen oder in der Leber aus anderen Nährstoffen hergestellt und im Normalfall mit Hilfe des Hormons Insulin in die Zellen transportiert. Diese benötigen den Zucker für die Energiegewinnung. Beim Typ-2-Diabetes wird allerdings die Glukose aus verschiedenen Gründen von den Zellen nicht aufgenommen und verbleibt im Blut. Besteht die zu hohe Zuckerkonzentration im Blut auf Dauer, führt dies zu Schäden an Gefäßen, Organen und Nerven – mit gefährlichen Spätfolgen wie Herzinfarkt oder Schlaganfall. Das Risiko für diese beiden Erkrankungen ist bei Diabetikern um das Vier- bis Fünffache

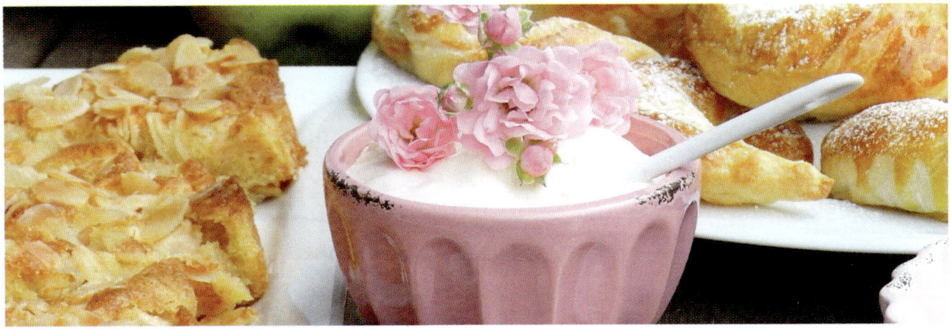

höher als in der Normalbevölkerung. Zuckerüberschuss im Blut kann aber auch zur Erblindung führen (wenn die kleinen Gefäße der Netzhaut geschädigt werden) oder eben eine Polyneuropathie verursachen (wenn periphere Nerven geschädigt werden).

Häufige Ursachen für Diabetes Typ 2

Wie gesagt: Als wichtige Ursachen für die Entwicklung eines Diabetes des Typs 2 werden von den Experten Übergewicht aufgrund falscher Ernährung mit zu vielen Kalorien ins Treffen geführt, was der Österreichische Ernährungsbericht 2017 eindrucksvoll untermauert. Er nimmt die Ernährungssituation der Frauen und Männer zwischen 18 und 64 Jahren unter die Lupe. Mit dem Ergebnis, dass hierzulande 41 Prozent der erwachsenen Bevölkerung übergewichtig oder adipös ist. Am häufigsten ist Übergewicht bei den über 50-Jährigen zu beobachten. So bringt jeder zweite Mann dieser Altersgruppe zu viele Kilos auf die Waage. Was einleuchtet, denn mehr als 50 Prozent der Befragten nehmen täglich mehr Kalorien zu sich als empfohlen wird.

Dazu kommt noch ausgeprägter Bewegungsmangel (Sitzen gilt ja in Expertenkreisen als das neue Rauchen, was das Risiko für lebensstilbedingte Erkrankungen angeht) sowie zu viel Fett im Bereich des Bauches. Das alles erhöht den Bedarf an Insulin, was jedoch die insulinproduzierende Bauchspeicheldrüse im Laufe der Jahre überfordert. Und was somit den Zuckergehalt im Blut konstant hochhält.

Risikofaktor Alter

Noch ein paar Worte zur Bezeichnung „Altersdiabetes". Sie besitzt nach wie vor ihre Berechtigung, trotz der steigenden Anzahl von Betroffenen in der

Altersgruppe von jungen Menschen. Es gibt mehrere Gründe, warum diese Krankheit vor allem im fortgeschrittenen Alter auftritt. Zum Beispiel, weil – wie andere Funktionen des Körpers – auch die Insulinproduktion in der Bauchspeicheldrüse mit zunehmendem Alter abnimmt, der Stoffwechsel verlangsamt arbeitet. Auch die Muskelmasse nimmt im Alter ab, dies umso mehr und umso schneller, je weniger Sport betrieben wird. Muskeln sind jedoch ein wichtiges Stoffwechselorgan: Sie gelten als ausgezeichnete Verwerter von Zucker. Somit verbleibt zu viel Zucker im Blut. Ältere Menschen bewegen sich außerdem weniger, wodurch Kalorien schlechter verwertet werden und sich einfach „anlegen“. Kurzum: Mit der Anzahl an Lebensjahren steigt oft auch das Körpergewicht und somit das Risiko, an Diabetes zu erkranken – und die Gefahr, dass sich Folgeerkrankungen wie Polyneuropathie einstellen.

Schleichende Gefahr

Außerdem ist anzumerken, dass Diabetes anfangs kaum Probleme macht, also unbemerkt bleibt. Wenn eines Tages Diabetes diagnostiziert wird – etwa zufällig bei einem Gesundheitscheck –, dann bestehen die erhöhten Werte wahrscheinlich schon seit längerer Zeit. Vielleicht sogar seit Jahren. Die Hälfte der Betroffenen hat zu diesem Zeitpunkt bereits Schäden an Organen oder Nerven.

Daher unser Tipp, um die Zuckerkrankheit frühzeitig zu entdecken und Folgeschäden wie die Entwicklung einer Polyneuropathie zu vermeiden:

Nehmen Sie Frühsymptome ernst. Wenn Sie öfters ein unnatürlich starkes Durstgefühl verspüren, wenn Sie sich häufig müde und leistungsschwach fühlen, häufiger als sonst Wasser lassen müssen (auch nachts), wenn vielleicht auch Sehstörungen auftauchen oder Wunden schlecht heilen, dann sollten Sie Ihren Arzt aufsuchen und Ihre Blutzuckerwerte checken lassen. Vielleicht steckt Diabetes hinter Ihren Beschwerden. Wenn dies der Fall ist, dann gehen Sie mit dem behandelnden Arzt auch gleich bei der Erstuntersuchung der Frage nach, ob die peripheren Nerven bereits Schaden genommen haben, was durch eine neurologische Untersuchung mit einer Messung der Nervenleitgeschwindigkeit möglich ist.

Wichtige Diagnosekriterien

Eine solide Diabetes-Diagnose stützt sich auf mehrere Werte, die aus dem Blut gewonnen werden. Zum Beispiel auf den Gehalt von Zucker im Blut, der morgens nüchtern gemessen wird. Dieser Wert wird als **Nüchternglukose** bezeichnet und sollte unter 100 mg/dl liegen. Werte darüber können auf ein erhöhtes Diabetesrisiko oder auf einen manifesten Diabetes hinweisen. Dann gibt es noch den besonders aussagekräftigen **HbA1c-Wert** – ein Langzeitwert, der viel über die Blutzuckerkonzentration der letzten zwei bis drei Monate aussagt. Bei Erwachsenen soll er unter 5,7 Prozent liegen. Ein erhöhtes Diabetesrisiko besteht bei einem Wert bis 6,4 Prozent, alles darüber ist ein manifester Diabetes. Auch ein sogenannter **Glukosetoleranztest** kann für die Diagnose von Bedeutung sein.

Diese unterschiedlichen Werte müssen vielleicht mehrmals gemessen werden, um zu einer sicheren Diagnose zu gelangen. Vielfach werden die gewonnenen Daten mit anderen Parametern wie Blutdruck- und Cholesterinwerten in Beziehung gesetzt. So bekommt man ein sehr differenziertes Bild über die Ursachen des Diabetes, kann die Behandlung des Diabetes sehr präzise einleiten und das Risiko für die Entwicklung von Folgekrankheiten gut eingrenzen.

Diabetes und Polyneuropathie

Der Zucker im Blut kann mit den Nervenhüllen, also den Myelinscheiden, eine chemische Verbindung eingehen und so die Isolier- und Schutzschicht schädigen. Nerven mit geschädigter Hülle leiten Reize langsamer und schlechter. Taubheitsgefühle, Missempfindungen, Schmerzen oder Lähmungserscheinungen können die Folge sein. Aber auch die kleinen und kleinsten Blutgefäße im Körper werden in Mitleidenschaft gezogen, was die Versorgung der Nerven mit wichtigen Nährstoffen beeinträchtigt.

Die Beschwerden einer diabetischen Polyneuropathie sind klassisch. Sie finden sich bei bis zu 50 Prozent der Diabetiker, wie die von der Österreichischen Diabetes-Gesellschaft herausgegebene Anleitung für die Praxis festhält. Die Beschwerden können, wie die Krankheit selbst, schleichend beginnen und gar nicht selten in Ruhe oder nachts auftreten. Taubheitsgefühle, ein Kribbeln oder brennende und bohrende Schmerzen beginnen in den Zehen und wandern mit Fortdauer der Erkrankung nach oben. Auch das Temperaturempfinden kann gestört sein, eine Muskelschwäche – etwa in den Oberschenkeln, selten sogar in den Bauchmuskeln – kann bei Diabetikern ebenfalls auftreten.

Wenn der Blutzuckerspiegel schlecht eingestellt, also auf Dauer zu hoch, ist, dann kommt es rascher zu dieser Schädigung. Umgekehrt gilt: Bei guter Einstellung bessern sich die Bedingungen für die Nerven, die Polyneuropathie bleibt stationär – das heißt, die Erkrankung schreitet nicht voran. Ganz gesund werden geschädigte Nerven von Diabetikern allerdings kaum. Darum ist es so wichtig, dass Diabetes möglichst frühzeitig diagnostiziert und therapiert wird, um zumindest das Fortschreiten der Polyneuropathie aufzuhalten. Und das zahlt sich in jedem Stadium der Erkrankung aus. Manchmal kommt es auch vor, dass Diabetes erst über den Umweg der mit der Polyneuropathie einhergehenden Beschwerden diagnostiziert wird.

Diabetes-Medikamente als Ursache

Leider kommt es immer wieder vor, dass nicht nur der Zuckerüberschuss im Blut, sondern auch dessen Therapie eine Polyneuropathie verursachen oder verstärken kann. Verantwortlich dafür ist der Wirkstoff **Metformin,** der in der Behandlung des Typ-2-Diabetes häufig zum Einsatz kommt. Metformin senkt den Blutzuckerspiegel äußerst effektiv, indem es die Neubildung von Glukose in der Leber unterbindet und für eine bessere Verwertung von Glukose durch die Muskulatur sorgt. Allerdings hemmt es auch die Aufnahme des für die Nerven so wichtigen Vitamin B12 (Cobalamin) aus der Nahrung (was übrigens auch regelmäßiger Alkoholkonsum bewirkt). **Vitamin B12** ist vor allem in Fleisch, Eiern und Milch enthalten. Es ist wichtig für eine intakte Myelinscheide, also für die Hülle um die Nerven. Und für ein intaktes Immunsystem. Es kann also durchaus sinnvoll sein, dass Diabetiker, die Medikamente mit dem Wirkstoff Metformin einnehmen, ihren Vitamin-B12-Status überprüfen lassen und gegebenenfalls das Vitamin zuführen. Vitaminen und anderen Mikronährstoffen sowie deren Mangel als Ursache einer Polyneuropathie widmen wir den Abschnitt ab Seite 101.

Zusammenfassend können wir festhalten, dass Diabetes eine überaus ernstzunehmende Zivilisationskrankheit darstellt, die in den nächsten

Jahren und Jahrzehnten in unseren Breiten noch deutlich zunehmen dürfte. Rund die Hälfte der Diabetiker entwickelt im Laufe der Jahre auch eine Polyneuropathie mit typischen Symptomen. Diese kann man wirksam unterbinden oder in Schach halten, wenn der Blutzuckerwert der Betroffenen auf Dauer optimal eingestellt ist.

Alkoholismus

„Österreich ist ein Land der Trinker", „Österreich hat ein Alkoholproblem": So oder so ähnlich werden in Medien Artikel betitelt, die sich mit dem Thema des Alkoholkonsums in Österreich befassen. Tatsächlich ist Alkohol eine Substanz, die in Österreich besonders häufig konsumiert wird. Neben den bereits erwähnten mehr als 300.000 Alkoholkranken konsumieren hierzu-

Konsumgruppe	Beschreibung		Prozentsatz
abstinent/ fast abstinent	nie Alkohol getrunken	4 %	**19 %**
	früher Alkohol getrunken, aber in den letzten 12 Monaten nicht mehr	5 %	
	trinke nicht mehr als fünfmal pro Jahr	10 %	
risikoarmer Konsum	Frauen: < 16 g Reinalkohol pro Tag Männer: < 24 g Reinalkohol pro Tag		**54 %**
mittlerer Konsum	Frauen: 16–40 g Reinalkohol pro Tag Männer: 24–60 g Reinalkohol pro Tag		**14 %**
problematischer Konsum	Frauen: > 40 g Reinalkohol pro Tag Männer: > 60 g Reinalkohol pro Tag	9 %	**14 %**
	Alkoholabhängigkeit	5 %	

Orientierungshilfe: 20 g Reinalkohol entspricht etwa einem halben Liter Bier oder einem Viertelliter Wein

Quelle: Strizek, J. & Uhl, A., 2016. Bevölkerungserhebung zu Substanzgebrauch 2016. Band 1: Forschungsbericht. Gesundheit Österreich GmbH, Wien. Erwachsene ab 15 Jahre

lande neun Prozent der über 15-Jährigen Alkohol in einem problematischen Ausmaß, das eine Gefährdung für die Gesundheit dieser Menschen darstellt. Fast 70 Prozent der erwachsenen Österreicher konsumieren Alkohol eher moderat und risikoarm oder weisen einen mittleren Konsum auf. Abstinent oder fast abstinent sind lediglich 19 Prozent der erwachsenen Bevölkerung (siehe Grafik auf Seite 51).

Die Wirkung von Alkohol

Alkohol besitzt eine entspannende Wirkung, er wirkt enthemmend und erhöht die Risikobereitschaft. Außerdem verlangsamt er – in höheren Dosen – die Reaktionszeit, führt zu Gangunsicherheit oder zu Übelkeit und Erbrechen. Dies ist wahrscheinlich allseits bekannt. Auch die Tatsache, dass Alkohol bei häufigem oder dauerhaft erhöhtem Konsum die Leber und das Gehirn schädigt, zu Entzündungen von Magen und Bauchspeicheldrüse führt oder die sexuelle Potenz vermindert, dürfte den meisten Konsumenten klar sein. Weniger im Bewusstsein scheint allerdings zu sein, dass Bier, Wein, Schnaps und Co auch die peripheren Nerven schädigen können. Was sich zum Beispiel als Beschwerden in den Beinen bemerkbar macht.

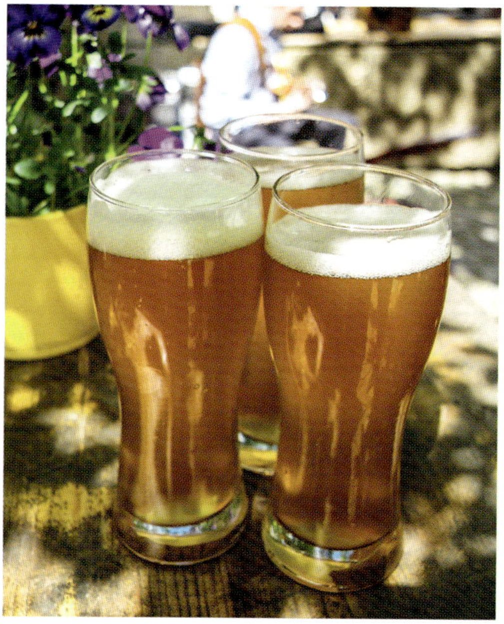

Die Schädigung erfolgt vermutlich auf direktem Wege, weil durch häufigen und permanenten Alkoholkonsum die Nervenfasern und die sie umgebenden Myelinscheiden angegriffen werden. Der genaue pathogene (= schädigende) Mechanismus hierfür ist noch nicht bekannt.

Eine zusätzliche Nervenschädigung ist auf indirektem Weg möglich, indem Alkohol einen Mangel an **B-Vitaminen** verursacht. Dies kann geschehen, weil für die Entgiftung und den Abbau von Alkohol ein erhöhter Bedarf an B-Vitaminen nötig ist. Häufiger oder dauerhafter Alkoholkonsum kann aber auch die Aufnahme von B-Vitaminen aus der Nahrung und deren Transport zu den Organen behindern. Und – nicht zuletzt – ist überhöhter Alkoholkonsum häufig mit einer Mangelernährung verbunden, weil der notwendige Bedarf an Kalorien oft schon allein durch den Alkohol gedeckt wird und dadurch weniger Nährstoffe durch die Nahrung zugeführt werden.

Fazit: Chronischer Alkoholkonsum und ein Mangel an B-Vitaminen hängen in vielen Fällen auf subtile Weise zusammen. So tritt bei chronischem übermäßigen Konsum von Alkohol häufig ein Mangel an **Vitamin B1** (Thiamin) auf, das für den Energiestoffwechsel und somit auch für die Funktion des Nervensystems wichtig ist. Ein schwerer Mangel an Thiamin führt bei schwerem Alkoholmissbrauch zu dem bekannten Wernicke-Korsakow-Syndrom – eine Erkrankung des Gehirns, gekennzeichnet durch die Kombination einer Psychose mit Gedächtnisstörungen, Verwirrtheit und der Neigung zu Konfabulationen (Überspielen von Gedächtnislücken durch Erfinden von Begebenheiten); zusätzlich treten schwere Störungen des Gehens und der Augenbewegungen auf.

Zu wenig an **Vitamin B12** (Cobalamin) kann zu einer Blutarmut führen, aber auch zu schweren Nervenschäden mit einer Polyneuropathie.

Bei **Vitamin B6** (Pyridoxin) kann übrigens nicht nur eine verminderte, sondern auch eine übermäßige Zufuhr durch Nahrungsergänzungsmittel eine Polyneuropathie auslösen.

Dazu ist noch anzumerken, dass 52 Prozent der Frauen und 43 Prozent der Männer in Österreich mit ihrer täglichen Ernährung unter der empfohlenen Zufuhr von Vitamin B1 liegen, also ohnehin nicht optimal versorgt sind, wie der Österreichische Ernährungsbericht 2017 festhält. Weiters liegen fast 30 Prozent der untersuchten Studienteilnehmer bei Vitamin B12 mit ihren Werten unterhalb der empfohlenen Zufuhrmenge. Weniger Vitamin B bedeutet jedoch weniger Nahrung für das Nervensystem.

Alkoholkranke Menschen neigen, wie bereits erwähnt, generell zu einer Mangelernährung. Sie konsumieren die täglichen Kalorien vielmehr in Form von Alkohol. Somit kommt die Zufuhr wichtiger Vitamine und anderer Nährstoffe von vornherein zu kurz. Diese müssen aber zugeführt werden, da sie – außer dem Vitamin B12 – nicht gespeichert werden können. Spiegeltrinker sind übrigens stärker gefährdet, eine Nervenschädigung zu erleiden, als Gelegenheitstrinker. Sie geben den Nerven keine Chance, sich zu erholen. Frauen sind gefährdeter als Männer, da sie Alkohol schlechter abbauen.

Wer an dieser Stelle auf die Idee kommt, die fehlenden Vitamine in Form von Nahrungsergänzungsmitteln zuzuführen, um den problematischen Alkoholkonsum beibehalten zu können, mag vielleicht tatsächlich den Vitaminmangel ausgleichen. Aber das eigentliche Übel wird dadurch nicht an der Wurzel gepackt. Das wäre jedoch wichtig, damit sich die Polyneuropathie-Beschwerden mittel- und langfristig bessern. Außerdem hat chronischer Alkoholkonsum nicht nur negative Auswirkungen auf den Vitaminstatus, sondern auch auf die Persönlichkeit, auf das soziale Verhalten, das familiäre Umfeld, die Situation am Arbeitsplatz usw. Und diese Auswirkungen kann man durch Vitaminkapseln gewiss nicht verbessern. Dies erfordert, die Trinkgewohnheiten grundlegend zu verändern bzw. die Alkoholkrankheit in jedem Fall behandeln zu lassen.

Nährstoffmangel

Wir haben bereits erwähnt, dass Diabetes-Medikamente mit dem Wirkstoff Metformin oder permanent hoher Alkoholkonsum die für die Nerven so wichtigen B-Vitamine abbauen oder ihre Aufnahme im Körper beeinträchtigen können. Vitamine zählen, so wie Mineralstoffe (z. B. Magnesium, Calcium), Spurenelemente (z. B. Eisen, Selen, Zink), essentielle Fettsäuren (z. B. Ome-

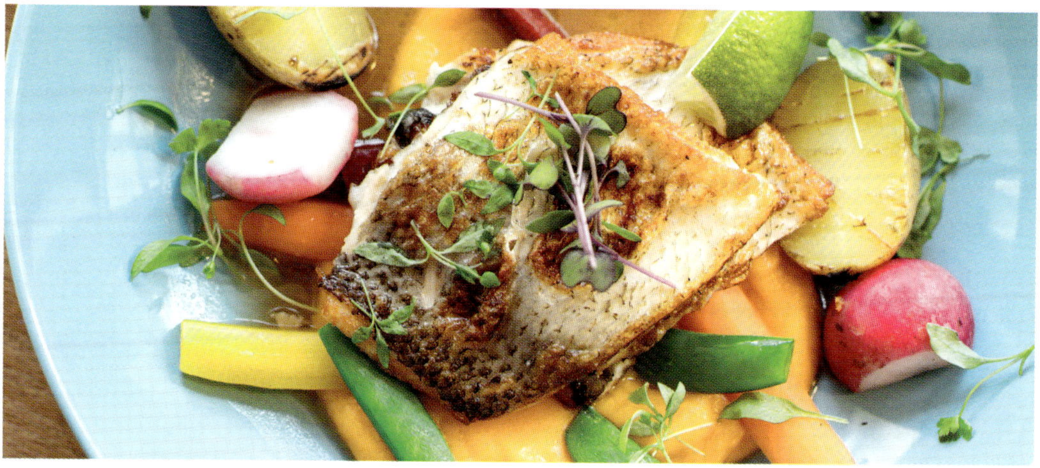

ga-3-Fettsäuren), Aminosäuren, Enzyme und andere Substanzen zu den **Mikronährstoffen.** Sie kommen als natürliche Substanzen in der Nahrung vor (häufig in kleinsten Mengen, wie die Vorsilbe „Mikro“ bereits andeutet), manche von ihnen sind körpereigene Substanzen.

Vitamine sind essentielle (also lebensnotwendige) organische Substanzen, die der Körper nicht selber bilden kann. Sie müssen daher mit der Nahrung zugeführt werden. Vitamine sind beteiligt an zahlreichen Vorgängen im menschlichen Körper: So wirken sie entzündungshemmend, entgiftend, immunmodulierend, cholesterinsenkend, blutdruckbeeinflussend, antithrombotisch, antibiotisch oder sie sorgen für einen reibungslosen Ablauf im Nervensystem.

Nährstoffmangel durch Medikamente

Auch Medikamente beeinflussen körperliche Prozesse, indem sie Schmerzen lindern oder Erreger abwehren. Sie bekämpfen Symptome und wirken dabei viel schneller als Mikronährstoffe. Und sie können die Aufnahme und Verwertung von Mikronährstoffen beeinflussen, wie das Beispiel **Metformin** zeigt. Ähnliche Nebenwirkungen zeigen auch andere Medikamente, etwa Magenschutzpräparate und Säureblocker, in der Fachsprache Protonenpumpenhemmer oder kurz „PPIs“ genannt – eine Gruppe von Arzneimitteln, die in Österreich jährlich millionenfach verschrieben wird. Zum Beispiel bei Sodbrennen, Magengeschwüren, oder damit der saure Mageninhalt nicht mehr in die Speiseröhre zurückfließen kann (Refluxkrankheit). Auch als begleitende Maßnahme – zum Schutz des Magens – werden PPIs verschrieben, wenn beispielsweise Schmerzmittel verordnet werden, die die Magenschleimhaut allzu sehr reizen.

Säureblocker unterdrücken, wie der Name schon sagt, die Bildung von Magensäure. Ein weniger saures Milieu ist jedoch ungünstig für die Aufnahme des Nervenvitamins B12 aus der Nahrung. Dieses Vitamin benötigt nämlich die Magensäure, um sich bereits im Magen mit einem Transporteiweiß, dem sogenannten Intrinsischen Faktor, zu verbinden. Und ohne dieses Eiweiß kann das Vitamin nicht vom Darm aufgenommen werden. Die Anbindung kann einerseits durch eine Erkrankung wie eine Gastritis gehemmt werden oder eben durch ein Medikament aus der Gruppe der PPIs. Die Folge: Die

Aufnahme des Vitamins in den Organismus gelingt nicht effizient genug. Das wiederum kann bei langfristiger Einnahme von PPIs zu einem Mangelzustand führen. Übrigens werden auch die Mikronährstoffe Calcium und Vitamin D schlechter aufgenommen, wenn die Bildung von Magensäure dauerhaft gehemmt wird.

Nährstoffmangel aufgrund bestimmter Ernährungsweisen

Wichtige Vitamin-B-Lieferanten sind Fleisch, Fisch, Geflügel, Eier und Milchprodukte. Darum müssen Menschen, die auf diese tierischen Quellen verzichten, auf hochwertige pflanzliche Vitamin-B-Quellen zurückgreifen, um keinen Mangel zu erleiden. Das sind Vollkorngetreide, Hülsenfrüchte, Kartoffeln und Nüsse (reich an Vitamin B1 und Vitamin B6). Vitamin B12 wiederum ist fast ausschließlich in tierischen Nahrungsmitteln enthalten. Gegebenenfalls können diese Vitamine auch als Nahrungsergänzungsmittel zugeführt werden. Wie man diesbezüglich am besten vorgeht, lesen Sie ab Seite 101.

Nährstoffmangel aufgrund von Krankheiten

Die Aufnahme und Verfügbarkeit von Vitaminen und anderen Nährstoffen kann auch durch Krankheiten beeinträchtigt werden. Vor allem durch Entzündungen im Magen-Darm-Bereich, durch Gastritis, oder weil der Magen operativ verkleinert wurde. In diesen Fällen ist die Aufnahme wichtiger Nährstoffe beeinträchtigt.

Medikamente

Die meisten Erkrankungen werden mit Hilfe von Medikamenten therapiert: Bei mehr als 70 Prozent aller Arztbesuche werden Medikamente verordnet. Doch alles, was wirkt, hat auch unerwünschte Wirkungen. Das heißt, dass sich zur Hauptwirkung einer Arznei, beispielsweise die Linderung von Schmerzen oder die Senkung des Blutdrucks, auch verschiedene **Nebenwirkungen** gesellen können. Oder wie es der berühmte deutsche Pharmakologe Gustav Kuschinsky einmal formulierte: „Wenn behauptet wird, dass eine Substanz keine Nebenwirkung zeigt, so besteht der dringende Verdacht, dass sie auch keine Hauptwirkung hat." Bekannte Nebenwirkungen von Arzneien sind zum Beispiel Müdigkeit, Mundtrockenheit oder Störungen im Magen-Darm-Trakt.

Medikamente können aber auch die peripheren Nerven beeinträchtigen. Nicht nur, weil sie die Aufnahme wichtiger Mikronährstoffe behindern, wie oben erwähnt, sondern auf direktem Wege.

So weiß man von **Krebsmedikamenten** – Chemotherapeutika bzw. Zytostatika –, dass sie zu Schmerzen in den Füßen und Händen sowie zu Sensibilitätsstörungen in den Extremitäten führen können.

Die sogenannten **Statine** (das sind Arzneien, die den Cholesterinspiegel senken) stehen im Verdacht, Neuropathien auszulösen und rufen in seltenen Fällen Muskelschmerzen hervor.

Auch bestimmte **Antibiotika** und **Antirheumatika** haben Auswirkungen auf das periphere Nervensystem, mit klassischen Symptomen einer Polyneuropathie.

Die Beschwerden, die sich aufgrund der genannten Medikamente im peripheren Nervensystem einstellen, hängen von der Dosis und der Dauer der Therapie ab. Nach dem Ende der medikamentösen Therapie bessern sie sich häufig wieder. Manchmal ist es sinnvoll, solche Nebenwirkungen durch bestimmte Gegenmaßnahmen abzufedern. Zum Beispiel durch die gleichzeitige Einnahme von Vitaminen während einer medikamentösen Therapie – was Betroffene immer mit dem behandelnden Arzt absprechen sollten. Keinesfalls sollten die hochwirksamen und zum Teil lebenswichtigen Arzneimittel (zum Beispiel Krebsmedikamente) eigenmächtig abgesetzt werden, um die Beeinträchtigung der Nerven zu mildern.

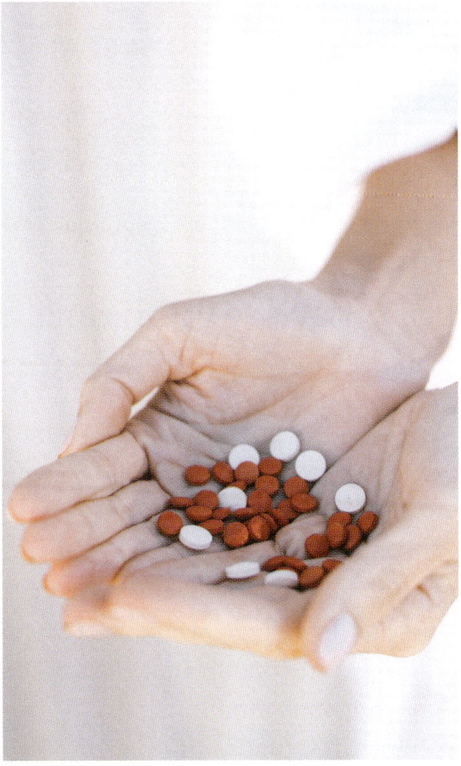

Medikamente, die Polyneuropathien verursachen können	
MEDIKAMENTE	WIRKSTOFFE
Antiallergika	Cromoglicinsäure
Antiarrhythmika	Amiodaron
Antibiotika	Amphotericin B, Chloramphenicol, Chloroquin, Dapson, Ethambutol, Gentamicin, INH (Isoniazid), Metronidazol, Nitrofurane, Penicillin, Streptomycin u. a.
Antidepressiva	Amitriptylin, Doxepin, Imipramin, Lithium
Antiepileptika	Sultiam
Antihypertensiva	Enalapril, Hydralazin
Antirheumatika	Chloroquin, Gold, Indometacin
Thyreostatika	Carbimazol, Methylthiouracil, Propylthiouracil
Zytostatika	Cisplatin, Cytarabin, Procarbazin, Vinblastin

nach Masuhr Karl F. et al., „Neurologie", Thieme 2013; modifiziert

Polyneuropathien durch von außen zugeführte Schadstoffe

Eine ganze Reihe von Schadstoffen kann das Nervensystem angreifen und zu schweren Schädigungen der peripheren Nerven führen. Dazu zählen verschiedene Suchtmittel, aber auch Umweltgifte und Substanzen, denen Menschen in ihrer Arbeitswelt ausgesetzt werden. Denken Sie daher bei der Abklärung einer möglichen Polyneuropathie auch immer an Ihre Arbeitssituation jetzt und in der Vergangenheit: Hatten bzw. haben Sie häufigen Kontakt mit Schadstoffen wie Lacken, Lösungsmitteln, Schwermetallen oder Schädlingsbekämpfungsmitteln? Dann sollten Sie Ihren behandelnden Arzt unbedingt darüber informieren.

Exogen toxische Polyneuropathien (von außen zugeführte Giftstoffe)

- **Suchtmittel**
  Alkohol, Heroin, Hexacarbon („Schnüffler")
- **Gewerbegifte**
  Acrylamid (Kunststoff), Benzin („Schnüffler"), Blei, Quecksilber, Kohlenmonoxid, Hexacarbon (Lösungsmittel, auch „Schnüffler"), Schwefelkohlenstoff (Zündhölzer, Viskose), Triorthokresylphosphat (Lösungs- und Schmiermittel), Trichlorethylen (Lösungsmittel)
- **Schädlingsbekämpfungsmittel**
  DDT, Arsen, Thallium (Insektizide, Rattengift)

nach Masuhr Karl F. et al., „Neurologie", Thieme 2013; modifiziert

Infektionskrankheiten

Es gibt eine Reihe von Infektionskrankheiten, die das periphere Nervensystem schädigen können.

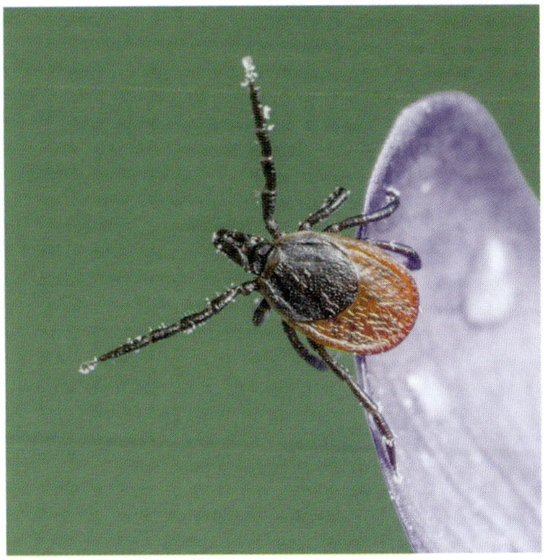

Dazu gehört die **Borreliose** – eine Infektionskrankheit, die durch Zecken übertragen wird. Verursacht wird die Erkrankung durch ein Bakterium namens „Borrelia burgdorferi", das durch den Stich einer Zecke in den Körper des Menschen gelangt und eine Reihe von Beschwerden hervorrufen kann. Ein bekanntes Symptom ist die markante Wanderröte auf der Haut. Ebenso kann die Infektion Symptome hervorrufen, die an eine Grippe erinnern. Es können aber auch die peripheren Nerven beeinträchtigt werden, was sich in Form von Schmerzen in Armen und Beinen oder Lähmungserscheinungen und Missempfindungen bemerkbar macht. Derartige Beschwerden können auch bei Polyneuropathie-Patienten vorkommen, sind in diesem Fall aber Anzeichen einer **Neuroborreliose**. Eine Infektion durch Borrelien lässt sich durch eine Untersuchung des Blutes und bei Verdacht auf Neuroborreliose durch eine Untersuchung des Nervenwassers nachweisen. Behandelt wird die Borreliose mit Antibiotika; die Therapie dauert bei Borreliose meist länger als bei anderen bakteriellen Infektionen. Im Allgemeinen ist eine Neuroborreliose gut heilbar.

Infektionskrankheiten, die Polyneuropathien verursachen können

- **Bakterien**
  Borreliose, Diphtherie, Botulismus, Lepra, Lues (Syphilis), Typhus, Paratyphus, Scharlach
- **Protozoen**
  Toxoplasmose, Malaria, Brucellose, Rickettsiose, Leptospirose
- **Viren**
  HIV, Zytomegalie, Masern, Mumps, Influenza („echte Grippe“), Varizellen (Windpocken/Feuchtblattern), Röteln, Mononukleose (Pfeiffersches Drüsenfieber), Herpes Zoster, Hepatitis

nach Masuhr Karl F. et al., „Neurologie“, Thieme 2013; modifiziert

Autoimmunerkrankungen

Wenn auch selten auftretend, so müssen doch **autoimmunologische Ursachen** einer Polyneuropathie erwähnt werden. Eine Störung des Immunsystems führt dazu, dass die peripheren Nerven von den körpereigenen Abwehrzellen und Antikörpern sozusagen mit einem Krankheitserreger verwechselt und deshalb angegriffen und geschädigt werden. Dabei kommt es zu akuten oder chronischen Verläufen einer Polyneuropathie, welche schwerpunktmäßig in verschiedenen Kombinationen auftreten, das bedeutet, es können durchaus motorische und/oder sensible und/oder vegetative Nerven gleichzeitig betroffen sein sowie verschiedene Körperteile. Dazu zählt das akute Guillain-Barré-Syndrom mit von Händen und Füßen aufsteigenden Lähmungen, im Extremfall bis hin zur Atemlähmung und zu Herzrhythmusstörungen. Dies macht eine intensivmedizinische Behandlung erforderlich mit oft wochenlanger künstlicher Beatmung, bis die Symptome abgeklungen sind. Chronische Verlaufsformen von autoimmunologischen Polyneuropathien führen meist zu symmetrischer Muskelschwäche und Koordinationsstörungen beim Gehen. Es können auch Symptome des vegetativen Nervensystems auftreten, wie zum Beispiel Schwindel oder Störungen der Blasenfunktion.

Autoimmunologisch vermittelte Polyneuropathien

- **AIDP**: Akute inflammatorische demyelinisierende Polyneuropathie (Guillain-Barré-Syndrom)
- **CIDP**: Chronische inflammatorische demyelinisierende Polyneuropathie

Intensivmedizinische Behandlung

Es gibt darüber hinaus eine Form der Neuropathie, welche als Folge von intensivmedizinischen Behandlungen auftritt: die sogenannte Critical Illness Polyneuropathie (CIP). Betroffen sind insbesondere Patienten, die aufgrund einer Sepsis eine Weile künstlich beatmet werden mussten. Hintergrund ist vermutlich ein Entzündungsgeschehen, welches zur Entstehung von toxischen Substanzen führt, die die Nerven schädigen.

Wenn das Zwerchfell mitbetroffen ist, dann können vorübergehend Schwierigkeiten beim Atmen auftreten; dies erschwert die Entwöhnung vom Beatmungsgerät.

Ein häufiges Symptom stellt die muskuläre Schwäche mit Muskelschwund dar; der frühe Einsatz einer Physiotherapie ist bei diesen Patienten ganz entscheidend für den therapeutischen Erfolg.

Nierenschwäche

Die Niere ist ein Organ, das zentrale Stoffwechselfunktionen in unserem Körper übernimmt. Eine chronische Einschränkung der Nierenfunktion (mit einem Fachausdruck als „Niereninsuffizienz" bezeichnet) führt aufgrund der mangelnden Ausscheidung über den Harn zur Ansammlung von Schadstoffen im Körper, welche die Nervenbahnen schädigen. Auch hier sind für eine Polyneuropathie typische Parästhesien (unangenehme Körperempfindungen wie Kribbeln, Taubheitsgefühl) die Folge. Dialysepatienten können betroffen sein, vor allem, wenn mit dem Blutreinigungsverfahren zu spät begonnen wird. Therapeutisch steht die internistische Behandlung der Nierenkrankheit im Vordergrund. Das heißt, man versucht, die Nierenfunktion wieder in Gang zu bringen. Im Extremfall besteht die Notwendigkeit einer regelmäßigen Dialyse.

Erkrankungen der Blutgefäße

Verschiedene Erkrankungen beeinträchtigen die Durchblutung der Nervenbahnen und können auf diesem Weg zu Polyneuropathien führen. Dazu zählen Entzündungen der Blutgefäße (Vaskulitis) oder Gefäßschäden, welche im Rahmen einer **Atherosklerose** auftreten. Klassische Risikofaktoren für Erkrankungen der Blutgefäße sind Rauchen, Übergewicht, Bewegungsmangel, hoher Blutdruck oder auch hohe Blutfettwerte. Der Missbrauch von Drogen (Kokain) kann zu einer **Gefäßentzündung** führen. Die Betroffenen sind meist mit Sensibilitätsstörungen und Schmerzen im Bereich der peripheren Nerven konfrontiert; etwa drei Viertel der Patienten leiden unter Sensibilitätsstörungen der Haut. Beeinträchtigungen der motorischen Nerven treten meist erst

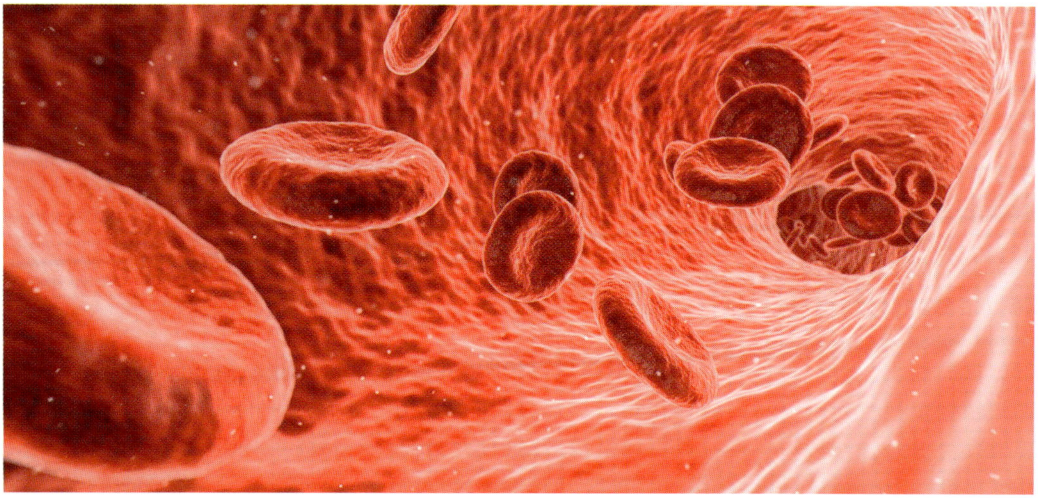

später auf. Erfahrungswerte zeigen, dass es bei Patienten mit dieser vaskulitischen Neuropathie bis zu einem Jahr nach Therapiebeginn dauern kann, bis eine Milderung der neurologischen Defizite erreicht wird.

Tumorerkrankungen

Verschiedene Tumorerkrankungen führen zu einer Nervenschädigung, die im Rahmen eines sogenannten **paraneoplastischen Syndroms** auftritt. Die Nervenschädigung als Begleitsymptom der Krebserkrankung kann dabei auf verschiedenem Wege erfolgen – im Rahmen der körpereigenen Abwehrreaktion gegen den Tumor oder durch Freisetzung von Botenstoffen wie Zytokinen und Hormonen, die die Nerven angreifen. Wenn sich im Zuge von Krebserkrankungen bestimmte Eiweißstoffe (sogenannte **Paraproteine**) im Blut vermehren (Paraproteinämie, siehe auch S. 93), dann können sie sich irgendwann auch an den Nerven ablagern und diese schädigen. Eine mögliche Begleiterkrankung ist Polyneuropathie zum Beispiel bei Lungenkarzinomen.

Eine weitere Form der Polyneuropathie in Zusammenhang mit Tumorerkrankungen ist die **Chemotherapie-induzierte Polyneuropathie (CIPN).** Diese tritt als Folge der Krebsbehandlung mit einem Medikament auf, dass zu einer direkten toxischen Schädigung der Nerven führt. Etwa 35 bis 50 Prozent der Krebspatienten sind davon betroffen. Wenn Patienten Kombinationstherapien erhalten, also mehrere verschiedene Chemotherapeutika, so ist das Risiko, an einer CIPN zu erkranken, erhöht. Das gilt ebenso bei zusätzlichen Risikofaktoren, die bereits zuvor besprochen wurden (Diabetes, Alkoholmissbrauch und so weiter). Durch den Einsatz moderner Chemotherapeutika treten mit der medikamentösen Behandlung in Zusammenhang stehende Polyneuropathien heute allerdings seltener auf als in früheren Zeiten und sie haben einen weniger schweren Verlauf oder bilden sich innerhalb kurzer Zeit zurück.

Vererbte Polyneuropathie

Auf das Charcot-Marie-Tooth-Syndrom sind wir bereits in Kapitel 1 gestoßen (siehe Patientenbeispiel 3 auf Seite 18. Diese als CMT oder Hereditäre Polyneuropathie bekannte Nervenerkrankung ist vererbt. Der Name CMT geht auf die Entdecker dieser Erkrankung zurück, den berühmten französischen Neurologen Jean-Marie **C**harcot und seine Kollegen Pierre **M**arie und Howard **T**ooth. Von CMT sind alle drei Arten der peripheren Nerven betroffen, also die motorischen, die autonomen und die sensiblen Nervenbahnen. Auffällig sind Gangschwierigkeiten wie herabhängende Vorfüße, welche beim Gehen zu einem sogenannten Storchen- oder Steppergang und damit zu einer mangelnden Balance führen. Typisch sind ebenso Fußdeformitäten wie ein hoher Rist (Hohlfuß) oder eine Muskelatrophie der Waden (umgekehrte Champagnerflasche). Auch die Funktion der Hände kann eingeschränkt sein. Nicht zu vergessen die Schmerzen, die mit dieser Krankheit einhergehen. Die unterschiedlichen Einschränkungen werden häufig erst nach dem 30. Lebensjahr entdeckt, früher auftretende Beeinträchtigungen werden häufig nicht dieser vererbten Krankheit zugeordnet oder sie werden bagatellisiert. CMT ist nicht heilbar, sie schreitet kontinuierlich fort, kann aber durch entsprechende Therapien und einen angepassten Lebensstil in ihrem Fortschreiten gebremst werden. Die Lebenserwartung ist durch CMT nicht eingeschränkt.

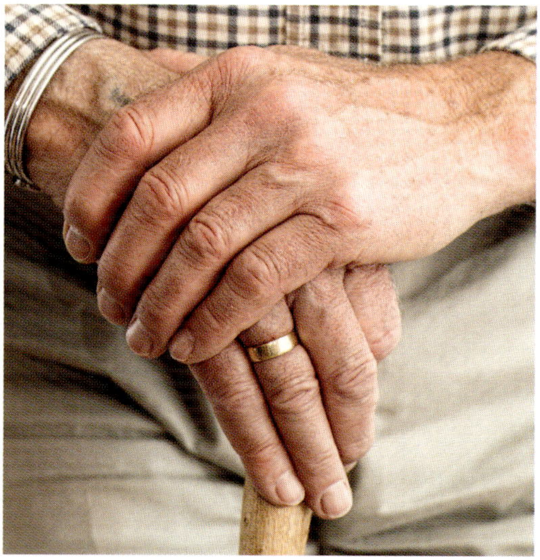

Es gibt eine ganze Reihe von erblichen Formen der Polyneuropathie, zum Beispiel auch die seltene Hereditäre ATTR-Amyloidose, für die eine medikamentöse Therapie existiert. Es werden immer noch neue Gene entdeckt, weshalb es sich lohnen kann, eine genetische Untersuchung durchführen zu lassen.

Idiopathische Neuropathie

Wenn sich trotz intensiver Ursachenforschung kein Auslöser feststellen lässt, dann spricht der Arzt von einer Idiopathischen Polyneuropathie (aus dem Griechischen: *idios* steht für „selbst“, *pathos* bedeutet „Leiden“). Dies trifft immerhin auf etwa 20 Prozent der Patienten zu. Sie gilt als die häufigste Form der Polyneuropathie im höheren Lebensalter. Da bei diesen Patienten keine bekannte Ursache feststellbar ist, kann auch keine kausale Therapie durchgeführt werden. Hier setzt man darauf, die symptomatischen Beschwerden zu lindern, zum Beispiel durch die Substitution von Nährstoffen und eine zufriedenstellende Schmerzmitteltherapie.

Interview: Kann mein Lebensstil die Erkrankung auslösen?

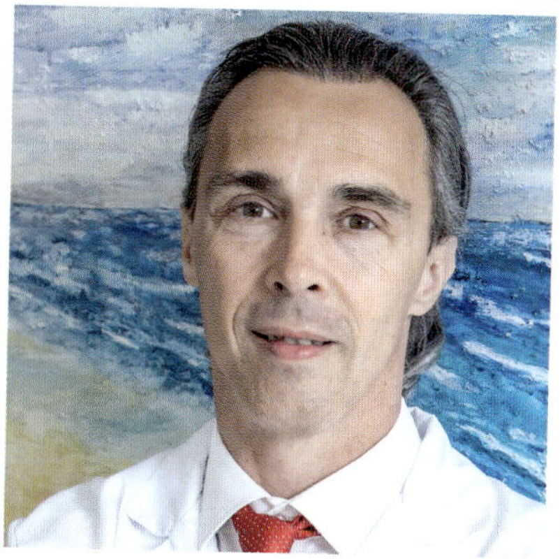

Dr. med. Klaus-Dieter Kieslinger

Herr Dr. Kieslinger, welche Rolle spielt das Rauchen als Ursache der Krankheit oder für deren Fortschreiten?

Dr. Kieslinger: Rauchen schädigt bekanntlich die Blutgefäße. Jeder Nerv und jede Nervenhülle müssen über den Blutstrom mit Sauerstoff und den lebenswichtigen Nährstoffen versorgt werden. Wird die Durchblutung prekär, dann leidet darunter langfristig auch die Nervenfunktion. Dies spielt bei jeder Form der Polyneuropathie eine Rolle, insbesondere aber beim Vorhandensein weiterer Risikofaktoren für die Blutgefäße wie Bluthochdruck, Übergewicht, Bewegungsmangel, Zuckerkrankheit, zu hohe Blutfettwerte.

Wie weit spielen psychische Faktoren als Auslöser eine Rolle?

Dr. Kieslinger: Psychische Faktoren spielen für das Entstehen einer Polyneuropathie keine Rolle. Wir wissen aber, dass das Vorhandensein einer Belastungssituation, von Depressionen oder Ängsten die Wahrnehmung von Schmerzen erhöht und die Schmerzschwelle senkt. Das bedeutet, dass diese Gruppe von Patienten tatsächlich unter stärkeren Beschwerden leidet.

Es gibt zahlreiche Polyneuropathie-Patienten, bei denen keine eindeutige Ursache gefunden wird. Kann ihnen trotzdem effektiv geholfen werden?

Dr. Kieslinger: Wir kennen an die 500 verschiedene Ursachen, die zu einer Polyneuropathie führen. In der Praxis bleibt allerdings bei etwa einem Fünftel der Patienten die genaue Ursache ungeklärt. Wenn möglich, sollte natürlich eine kausale Behandlung an erster Stelle stehen. Andernfalls lassen sich die Beschwerden symptomatisch meist gut behandeln. Zusätzlich wird der behandelnde Arzt für eine optimale Versorgung der Nerven mit Nährstoffen sorgen und die Einnahme von Nahrungsergänzungsmitteln vorschlagen.

Wird bei Ärzten, die zum Beispiel Diabetes oder eine Krebserkrankung behandeln, Polyneuropathie als mögliche Folgeerkrankung in ausreichendem Maße mitgedacht?

Dr. Kieslinger: Ja. Angehende Ärztinnen und Ärzte müssen bereits an der Universität die möglichen Folgeerkrankungen von Diabetes, Fehlernährung, die Komplikationen von Krebserkrankungen oder die Nebenwirkungen einer Chemotherapie studieren.

Diagnostische Möglichkeiten

5

Welche Ursache genau hinter neuropathischen Beschwerden steckt, kann nur durch eine gründliche Untersuchung und durch die Erhebung entsprechender Befunde (z. B. Laborbefunde) ermittelt werden. Ihre Ergebnisse führen in einer Art Zusammenschau und Gesamtbewertung zu der Diagnose.

Wie erfolgt die Abklärung einer Polyneuropathie?

Im Falle einer Polyneuropathie bzw. bei entsprechendem Verdacht ist eine neurologische Abklärung erforderlich. Sie findet nach der Überweisung durch den Hausarzt bei einem Facharzt für Neurologie statt. Der Hausarzt wird im Idealfall bereits eine orientierende Untersuchung des Nervensystems durchführen. Er wird auch eventuell – wenn nötig – gegen bestimmte Symptome wie starke Schmerzen bereits eine Medikation einleiten, um die Beschwerden zu lindern. Der Neurologe wird dann einige zielgerichtete Untersuchungen und Tests durchführen, um die Diagnose Polyneuropathie abzusichern. Durch die Untersuchungen sollen aber auch Erkrankungen mit ähnlichen Symptomen ausgeschlossen werden, was der Fachjargon als Differentialdiagnosen bezeichnet. Welche Krankheiten bei neuropathischen Beschwerden noch als Ursache in Frage kommen, werden wir weiter unten besprechen.

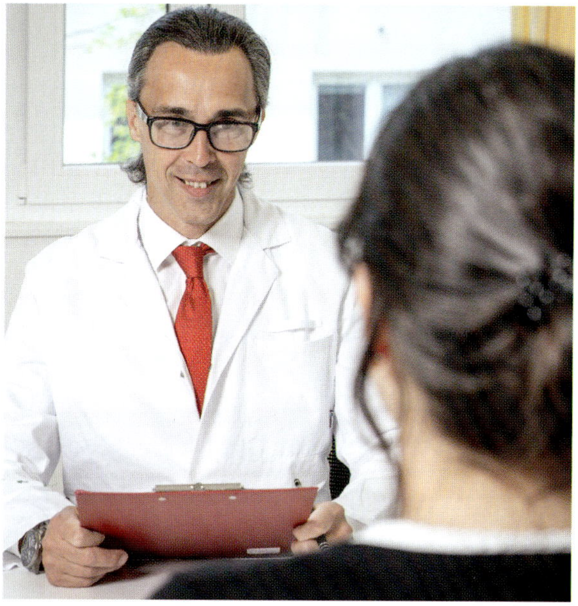

Was möchte der Arzt über Ihre Beschwerden wissen?

Am Beginn jeder neurologischen Untersuchung steht die sogenannte **Anamnese**, also ein vom Arzt gezielt geführtes Gespräch mit dem Patienten.

- Der Arzt fragt nach den Beschwerden, welcher Art sie sind, wie lange sie schon bestehen, nach ihrer Intensität, nach möglichen Auslösern, wann und wie oft diese auftreten usw.
- Wichtig ist in diesem Fall auch die medizinische Vorgeschichte des Betroffenen, daher werden auch Fragen nach früheren Krankheiten und Operationen gestellt.
- Bestehen aktuell irgendwelche Krankheiten wie Diabetes oder Infektionen (z. B. Borreliose)?
- Von Interesse ist auch, ob der Patient Medikamente einnimmt (vielleicht sogar dauerhaft) und um welche es sich dabei genau handelt.
- Hat der Betroffene vielleicht eine Chemotherapie hinter sich?
- Wie ist es um den Lebensstil bestellt, insbesondere in Bezug auf Ernährung, Alkohol, Sport?
- Sind vielleicht andere Familienmitglieder von ähnlichen Beschwerden betroffen?
- Ebenfalls von Interesse: Wie ist die Stimmungslage, bestehen psychische Belastungen (in der Partnerschaft, im Beruf)?
- Gibt es vielleicht Ängste oder eine innere Unruhe, liegen Schlafstörungen vor?

... und vieles andere mehr.

Bei Verdacht auf Polyneuropathie wird auch besonderes Augenmerk auf mögliche Schadstoffbelastungen in der Vorgeschichte gelegt, also ob in der Vergangenheit eine Exposition gegenüber Lacken, Lösungsmitteln oder Schwermetallen bestanden hat. Deshalb kommt auch die Frage nach dem Beruf in der Anamnese vor.

Kurzum: Bei der Erhebung der Anamnese handelt es sich um eine Befragung des Patienten, mit dem Ziel, möglichst viele medizinisch relevante Antworten zu erhalten. Dieses Gespräch bildet für den Arzt eine wesentliche Grundlage für die Erstellung einer Diagnose und in der weiteren Folge für das Einleiten einer entsprechenden Therapie. Eine gründliche Anamnese wird im Übrigen nicht nur bei Verdacht auf Polyneuropathie durchgeführt, sondern besitzt als wesentlicher Teil des Arzt-Patient-Gespräches für jedwede Suche nach der Ursache einer Krankheit große Bedeutung.

Tipps für den Arztbesuch

- Um Ihre wertvolle Zeit optimal einzusetzen, wäre es hilfreich, wenn Sie sich schon im Vorfeld eine **Liste Ihrer Beschwerden** erstellen. Diese sollte enthalten, seit wann die Beschwerden auftreten, welcher Art sie sind, wodurch sie sich bessern lassen und was sie verschlechtert.
- Auch **vorhandene Befunde** bereits durchgeführter Untersuchungen und zu Erkrankungen in der Vergangenheit helfen Ihrem Arzt, sich ein genaueres Bild über Ihre Beschwerden zu verschaffen.
- In der Praxis erweist es sich auch als nützlich, eine **Auflistung der eingenommenen Medikamente**, inklusive der Dosierungen, mitzubringen. Dies erspart viel Zeit und Mühe und ermöglicht Ihnen und Ihrem Arzt, sich während der Untersuchung auf das Wesentliche zu konzentrieren.
- Nicht zuletzt: Haben Sie **keine Scheu,** Ihrem Arzt alle Ihre Beschwerden offen zu schildern, auch wenn sie vielleicht ausgefallen oder peinlich erscheinen. Ihr Arzt hat all das und ähnliches vermutlich schon unzählige Male gehört.

Wie verläuft die Untersuchung beim Neurologen?

Gleich im Anschluss an die ausführliche Befragung zur Vorgeschichte beginnt die **neurologische Untersuchung**. Dabei nimmt der Arzt im Zuge einer genauen Inspektion des Patienten zunächst einmal äußere Merkmale ins Visier – die Haltung, das Gangbild, die Mimik, die Hautfarbe. Dann erfolgt die eigentliche Erhebung des neurologischen Zustandes, Ärzte sprechen in der lateinischen Fachsprache vom sogenannten **Status neurologicus**.

Diese vollständige neurologische Untersuchung folgt internationalen Standards. Lediglich die Reihenfolge der einzelnen Tests ist dem einzelnen Facharzt überlassen. Meist wird er beim Kopf beginnen und sich dann Schritt für Schritt von Kopf bis Fuß vorarbeiten.

Die Untersuchung beginnt mit der Prüfung der **Beweglichkeit des Nackens und der Halswirbelsäule.** Durch ein leichtes Klopfen auf die Kalotte des Schädels (den Knochen, der das Gehirn umgibt) überprüft der Arzt eine eventuell erhöhte **Schmerzempfindlichkeit.** Dabei wird der Kopf auch auf mögliche Deformitäten oder Narben geprüft. Danach erfolgt die Untersuchung der **Beweglichkeit der Augäpfel,** eine orientierende Prüfung des Sehens und Hörens, eventuell auch des **Geruchssinnes** anhand verschiedener Geruchsstoffe. Die Berührungsempfindlichkeit des Gesichtes erlaubt es, die Sensibilität zu beurteilen. Aktives Runzeln der Stirne, festes Zusammendrücken der Augenlider, Aufblasen der Wangen, Rümpfen der Nase und Blecken der Zähne erlauben die **Beurteilung der Mimik** und damit der motorischen Nerven des Gesichtes. Darauf folgt die Inspektion der Zunge, des Mundes und des Rachens.

Danach prüft der Arzt die Extremitäten: Die **Beweglichkeit der Gelenke und Muskeln,** den **Muskeltonus** (also den Spannungszustand der Muskulatur), die **Muskelkraft**. Zur Prüfung der **Koordination** lässt er den Patienten die Hände in rascher Folge drehen und anschließend mit beiden Zeigefingern nacheinander die Nase berühren. Eventuell wird er den Patienten auch bitten, mit dem Daumen in rascher Folge die Fingerspitzen der Hand zu berühren. Zur Beurteilung der Koordination in den Beinen wird der Arzt Sie bitten, mit der Ferse das Knie des anderen Beines zu berühren und dann entlang des Schienbeines nach unten zu fahren.

Die Einschätzung der **Sensibilität** erfolgt zunächst durch Berührung der Extremitäten mit den Fingern. Danach wird der Arzt mithilfe einer Stimmgabel die Vibrationsempfindung testen. Die Prüfung der Temperaturempfindung erfolgt meist mit einem speziellen Stab, der an einem Ende aus kaltem Metall, am anderen aus einem wärmeren Kunststoff besteht. Zuletzt wird der Untersucher mit einem Stäbchen aus Holz ausprobieren, wie gut Sie die Berührung mit dem spitzen Ende von der mit dem stumpfen Ende unterscheiden können. Bei dieser Gelegenheit erfolgt auch die Beurteilung der Form der Extremitäten und eventueller Deformitäten.

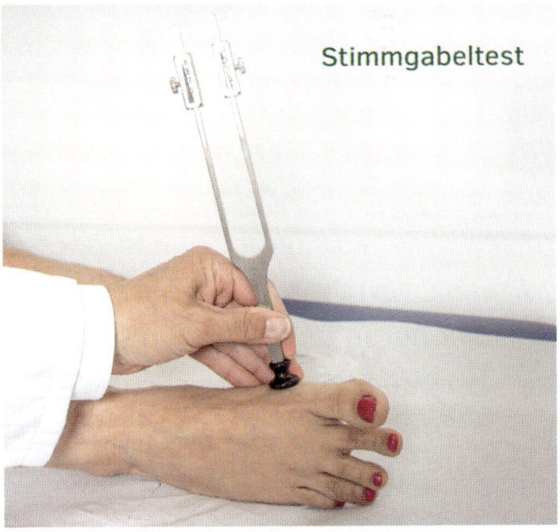
Stimmgabeltest

Schließlich werden auch die **Reflexe** an den Armen und Beinen geprüft. Dazu zählen die sogenannten Muskeleigenreflexe, unter anderem der Bizepssehnenreflex und natürlich der bekannteste aller Reflexe: der Patellarsehnenreflex. Letzterer wird geprüft, indem der Arzt bei abgewinkeltem Knie des zu Untersuchenden mit dem Reflexhammer auf die Sehne unterhalb der Kniescheibe klopft, was zu einer reflektorischen Streckung im Kniegelenk führt. Nicht zuletzt erfolgt dabei auch die Prüfung des sogenannten Babinski-Reflexes, indem der Untersucher mit dem spitzen Ende seines Reflexhammers über die Fußsohle des Patienten streift. Beim Gesunden löst dies meist ein leises Kitzeln aus. Nach einem Schlaganfall beispielsweise kommt es dabei häufig zum Aufstellen der großen Zehe, während sich die übrigen Zehen auffächern.

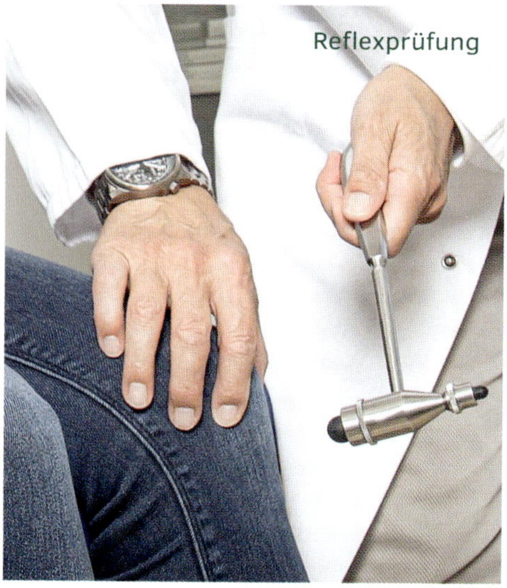
Reflexprüfung

Es folgt die Beurteilung des **Stammes**, seiner Sensibilität und Beweglichkeit, der Haltung, der Wirbelsäule.

Schließlich wird noch das **Gangbild** untersucht, der Gang geradeaus, wenn möglich auch auf den Zehenspitzen und auf den Fersen. In dem Zusammenhang erfolgen auch spezielle Tests zur Prüfung des Gleichgewichtes, wie das Gehen auf einer Linie und mit geschlossenen Augen und das Gehen im Stand.

Ein wichtiger Test, um zu prüfen, ob eine Störung des Gleichgewichtes zentral (also ausgehend vom Gehirn) oder peripher (also ausgehend von einer Störung der Sensibilität der Beine) verursacht wird, ist der sogenannte **Romberg-Test**. Dabei steht der Patient zuerst mit offenen Augen, dann mit geschlossenen Augen. Nimmt der Schwindel nach dem Schließen der Augen zu, dann spricht das für eine periphere Störung des Gleichgewichtes, zum Beispiel durch eine Polyneuropathie. Denn: Der Sehsinn kann in diesem Fall die verminderte Wahrnehmung in den Beinen ausgleichen.

Ein nicht unwesentlicher Teil der neurologischen Untersuchung besteht in der Erhebung des sogenannten **Status psychicus** – des psychischen Zustandes des Patienten. Dabei wird der Grad seiner Wachheit geprüft, der

Affizierbarkeit seiner Emotionen (Gemütserregbarkeit), die Stimmungslage, das Gedächtnis sowie Inhalte und Form des Denkens. Von Interesse sind auch das Vorliegen von eventuellen Schlafstörungen und die Einschätzung des vegetativen Zustandes in Bezug auf Herzklopfen, innere Unruhe usw.

Das **Ertasten des Pulses an den Füßen** bildet ebenfalls einen Teil der neurologischen Untersuchung. Wobei die Pulse an verschiedenen Stellen der Füße erfühlt werden sollten: Meist am Fußrücken, am Knöchel und in der Kniekehle. Wenn die Pulse an diesen Stellen sich nämlich schlechter ertasten lassen, dann kann dies auf eine Durchblutungsstörung der Beine hinweisen, die ähnliche Symptome zeigen kann wie eine Polyneuropathie, aber natürlich andere Schritte der Diagnostik und Behandlung erfordert.

Außerdem erfolgt eine orientierende internistische Untersuchung: Sind die Beine und Unterschenkel des Patienten geschwollen? Besteht eine Deformität des Brustkorbes? Sind die Finger trommelschlägelartig verändert (was auf eine schwere Lungenkrankheit hinweisen kann)?

Untersuchungen bei Polyneuropathie

- **ausführliche Anamnese** (Geschichte der Erkrankung, medizinische Vorgeschichte)
- **neurologischer Status** (körperliche neurologische Untersuchung)
- **Labor** (Blutuntersuchung, evtl. genetische Untersuchung)
- Untersuchung des **Liquor** (Nervenwasser); nur in speziellen Fällen
- Messung der **Nervenleitgeschwindigkeit** mittels ENG (Elektroneurographie)
- Messung der **elektrischen Muskelaktivität** mittels EMG (Elektromyographie)

Welche Veränderungen sind bei Polyneuropathie zu beobachten?

Bei Vorliegen einer klassischen Polyneuropathie ist das Berührungsempfinden der Füße sockenförmig herabgesetzt, das bedeutet, dass die Beschwerden in jenem Bereich liegen bzw. von jenem Bereich ausgehen, an dem Socken getragen werden. Im Bereich der Hände spricht man von handschuhförmigen Beschwerden. Das Vibrationsempfinden ist vermindert oder überhaupt aufgehoben, das bedeutet, die Schwingung einer Stimmgabel wird an den betroffenen Stellen weniger stark oder gar nicht wahrgenommen. Außerdem ist die Fähigkeit der Warm-Kalt-Unterscheidung an der Haut reduziert. Im Extremfall kann der Patient nicht zwischen einer Berührung mit einem stumpfen und einer Berührung mit einem spitzen Gegenstand unterscheiden. Die Muskeleigenreflexe reagieren abgeschwächt oder fehlen überhaupt. Diese Symptome finden sich vorwiegend an den Füßen und Beinen, in schweren oder fortgeschrittenen Fällen betreffen sie auch die Arme.

Das Gangbild zeigt sich bei Polyneuropathie häufig leicht unsicher bis schwankend, ebenso der Seiltänzergang, also das Gehen auf einer Linie. Auch das Gehen mit geschlossenen Augen verläuft deutlich unsicherer als mit offenen, weil die Wahrnehmung der Beine selbst vermindert ist und die Kompensation durch die Augen wegfällt. Deshalb kann Betroffenen übrigens auch das Gehen im Dunkeln schwerer fallen und es besteht zum Beispiel beim nächtlichen Toilettengang Sturzgefahr.

Im Zuge der Untersuchung beurteilt der Arzt auch die Färbung und die sogenannte Trophik, also den Wachstumszustand, von Haut, Haaren und Nägeln. Er kann dabei auch eventuelle Veränderungen des Körperbaues feststellen. So weisen Fußdeformitäten, zum Beispiel ein hoher Rist oder Krallenzehen, auf eine vererbte Form der Polyneuropathie, wie etwa die bereits erwähnte CMT, hin.

Lassen sich einige oder alle dieser Symptome nachweisen, dann folgt als nächster Schritt der Untersuchung die Messung der Nervenleitgeschwindigkeit – die sogenannte **Elektroneurographie (ENG).**

Messung der Nervenleitgeschwindigkeit (Elektroneurographie)

Die Geschwindigkeit, mit der die Nervenbahnen im Körper den elektrischen Strom leiten, ist ein wesentlicher Parameter dafür, wie gut die Nerven noch funktionieren.

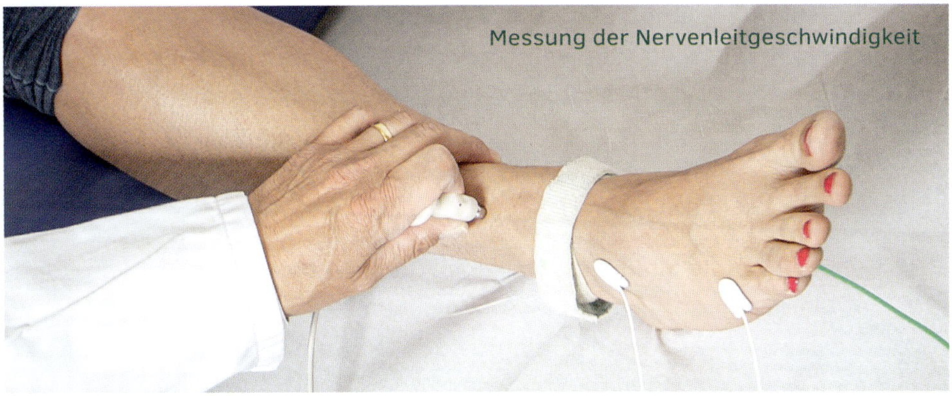

Für diese Messung befestigt der Arzt Klebeelektroden an der Haut und stimuliert mit Hilfe einer beweglichen Elektrode die zu untersuchenden Nervenbahnen. Die leichten Stromstöße fühlen sich ungefähr so intensiv an wie die Berührung eines elektrisch geladenen Weidezaunes. Dabei wird gemessen, wie schnell der Impuls zwischen zwei definierten Punkten entlang des Nerven fließt. Daraus lässt sich ablesen, ob die Übertragung mit normaler Geschwindigkeit und Stärke erfolgt oder ob sie verlangsamt ist. Der Neurologe gewinnt damit Aufschluss darüber, ob und wie schwerwiegend die Nervenfasern selbst oder deren Schutzschicht geschädigt sind.

Bei einer Schädigung der Nervenfaser selbst spricht man von einer „axonalen Neuropathie". In diesem Fall ist die Amplitude (die Höhe) des gemessenen Signals auffallend vermindert. Es bedeutet, dass eine Schädigung des Axons (also des Nervenzellfortsatzes, siehe auch S. 26) im Vordergrund steht. Bei einer Schädigung der Nervenhülle liegt eine „demyelinisierende Neuropathie" vor. Dabei ist die gemessene Geschwindigkeit des Nervensignals deutlich herabgesetzt.

Die beiden Formen können aber auch kombiniert auftreten. Eine axonale Neuropathie kann etwa die Folge einer Schädigung durch Alkohol, Diabetes oder Vitamin-B12-Mangel sein, eine demyelinisierende Neuropathie wiederum weist zum Beispiel auf eine Entzündung als Ursache hin. Manche Menschen sind verunsichert, wenn die Nervenleitgeschwindigkeitsmessung den Verdacht auf das Vorliegen einer Polyneuropathie nicht bestätigt, die Symptome aber eindeutig sind. Bei Vorliegen einer Small-Fiber-Polyneuropathie etwa (siehe auch S. 33) ist die Messung der Nervenleitgeschwindigkeit in der

Regel normal oder zumindest annähernd normal. In diesen Fällen zählt die Zusammenschau bzw. die klinische Untersuchung ganz besonders.

Messung der elektrischen Muskelaktivität (Elektromyographie)

Eventuell wird zusätzlich die **elektrische Muskelaktivität** mit Hilfe der sogenannten **Elektromyographie (EMG)** gemessen. Sie liefert Hinweise darauf, ob die Beschwerden in erster Linie von den Muskeln oder vielmehr von den peripheren Nerven ausgehen. Zu diesem Zweck führt der Untersucher kurz eine Nadelelektrode in den zu untersuchenden Muskel ein. Das fühlt sich für den Patienten ungefähr so an wie der Stich mit der Nadel einer Spritze. Damit lässt sich die elektrische Aktivität einzelner oder mehrerer Muskelzellen aufzeichnen und beurteilen. Sowohl visuell anhand des Kurvenmusters am Bildschirm als auch akustisch kann der Arzt beispielsweise im Falle von Lähmungen erkennen, ob ein Muskel akut oder chronisch geschädigt ist oder ob die im Muskel ankommenden Nervensignale vermindert sind. Damit lässt sich unterscheiden, ob die Schädigung der Muskulatur von den Nerven oder einer eigentlichen Muskelkrankheit ausgeht. Wenn motorische Nervenfasern beeinträchtigt sind, kann dies mit der EMG frühzeitig festgestellt werden.

Laboruntersuchung

Eine ausführliche Laboruntersuchung sollte durchgeführt werden, um mögliche Ursachen der Polyneuropathie festzustellen. Diese erfolgt in der Regel stufenweise (der Facharzt spricht dabei von „Stufendiagnostik").

Die **Basisdiagnostik** sollte enthalten:

- **Blutbild** (damit sind die Blutzellen gemeint, also die roten und weißen Blutkörperchen sowie die Blutplättchen)
- **Entzündungswerte:**
  CRP (C-reaktives Protein, ein Eiweißkörper, der in der akuten Phase einer Entzündung von der Leber gebildet wird und dann im Blut erhöht nachweisbar ist) und gegebenenfalls **BSG** (Blutkörperchensenkungsgeschwindigkeit)

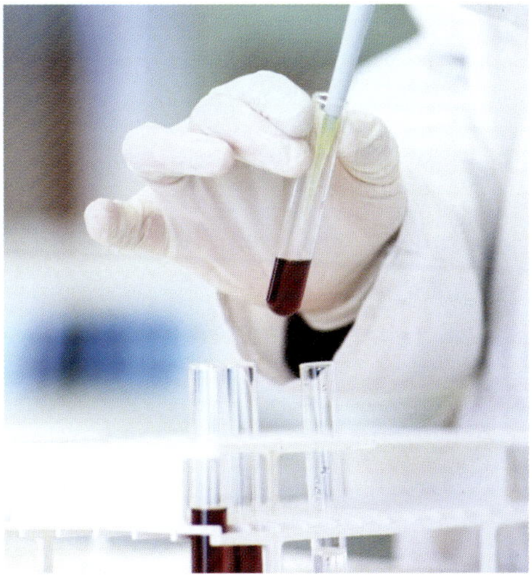

- **Leberwerte** und **Nierenwerte**
- Elektrophorese der **Eiweißkörper im Blut** (Immunelektrophorese)
- Schilddrüsenwert **TSH** (Thyroidea-stimulierendes Hormon)
- **Blutzuckerwerte:** Nüchternblutzucker, oraler Glukosetoleranztest und Langzeitblutzucker (HbA1c-Wert)
- **Borrelien**-Antikörper
- **Vitamin B12** und **Folsäure**

Bleibt die Basisdiagnostik ohne Resultat, dann sollte sie in einem zweiten Schritt, je nach Verdacht, erweitert werden. Bei Verdacht auf Alkohol als Ursache wird zum Beispiel der Langzeitwert **CDT** abgenommen (CDT ist die Abkürzung von „Carbohydrate Deficient Transferrin", ein Wert, der Hinweise auf einen chronischen Alkoholmissbrauch gibt).

Bei Verdacht auf ein **Immunozytom** (eine bösartige Erkrankung der Abwehrzellen, die Polyneuropathie auslösen kann) können spezielle Antikörper nachgewiesen werden.

Eine **genetische Untersuchung** ist immer dann nötig, wenn der Verdacht auf eine vererbte Form der Polyneuropathie vorliegt.

Bei Verdacht auf das Bestehen einer anderen Ursache der Beschwerden als Polyneuropathie müssen die entsprechenden Laborwerte untersucht werden, also zum Beispiel **Ferritin** (Speichereisen) und der **Eisenspiegel** bei Verdacht auf ein Restless-Legs-Syndrom. Bei Verdacht auf eine Atherosklerose müssen die Risikofaktoren und insbesondere **Cholesterin- und Triglyceridwerte** geprüft werden.

Spezielle Verdachtsmomente machen die **Untersuchung des Nervenwassers** (Liquor cerebrospinalis) notwendig. Dies geschieht mithilfe einer sogenannten Liquorpunktion, im Volksmund auch Kreuzstich genannt. Die Durchführung der Untersuchung nimmt nur wenige Minuten in Anspruch, der Nadelstich belastet den Patienten meist nur in geringem Ausmaß, erlaubt aber möglicherweise wichtige Rückschlüsse auf die Ursache der Erkrankung. Diese Untersuchung wird immer dann veranlasst, wenn der Verdacht besteht, dass eine Infektion oder eine Entzündung im zentralen Nervensystem vorliegt. Es lassen sich damit Entzündungszellen nachweisen, aber auch Krankheitserreger oder genetische Marker von Bakterien oder Viren, Antikörper oder Tumorzellen, sowie bestimmte pathologische Abbauprodukte von Nervengewebe. Routinemäßig untersucht werden im Liquor die Zahl der vorhandenen Zellen pro Mikroliter, der Eiweißgehalt, die Höhe des Laktatspiegels und die Konzentration der Glukose.

In seltenen Fällen muss eine **Gewebeentnahme** (Biopsie) durchgeführt werden. Entweder durch eine Hautbiopsie, meist in Form einer kleinen Stanze von wenigen Millimetern Durchmesser; selten in Form der Entnahme eines kleinen Nerven (meist des Nervus suralis) oder eines kleinen Anteiles eines Muskels. Die Untersuchung einer Gewebeprobe unter dem Mikroskop kann Aufschluss geben über seltenere Formen einer Polyneuropathie: Zum Beispiel bei der bereits erwähnten Small-Fiber-Polyneuropathie, bei der nur die ganz kleinen Endfasern der peripheren Nerven geschädigt sind, die der Messung der Nervenleitgeschwindigkeit nicht gut zugänglich sind, bei Entzündungen kleiner Blutgefäße (Vaskulitis) oder bei Ablagerung von Stoffwechselprodukten im Nervenbereich (Amyloidose).

Manchmal werden auch **Untersuchungen des vegetativen Nervensystems** durchgeführt, wenn der oder die Betroffene entsprechende Symptome zeigt, wie etwa Störungen der Anpassung des Kreislaufes an eine aufrechte Position oder Störungen der Darm- oder Blasenfunktion. Bei der sogenannten orthostatischen Hypotonie (das bedeutet, der Abfall des Blutdruckes in aufrechter Körperposition) kann eine Untersuchung am **Kipptisch** wichtige Informationen liefern. Dabei liegt man für einige Minuten auf einer Liege, dem sogenannten Kipptisch. Wird dieser aufgerichtet, so kommt es zu einem raschen Blutdruckabfall und/oder Anstieg der Herzfrequenz; im Extremfall zu Bewusstlosigkeit, weil vorübergehend zu wenig Blut vom Herzen ins Gehirn hochgepumpt wird. Dies erlaubt Rückschlüsse, ob die Kreislaufregulation beeinträchtigt ist. Alternativ kann der sogenannte **Schellong-Test** durchgeführt werden. Dabei liegt man für einige Minuten, um danach aufzustehen und einige Minuten stehen zu bleiben. Bei beiden Untersuchungen erfolgt in regelmäßigen Abständen die Messung von Blutdruck und Herzfrequenz. Auffällig sind diese Untersuchungen des Kreislaufverhaltens, wenn der Blutdruck oder/und die Herzfrequenz zu stark abfallen oder ansteigen.

Zusätzlich kann auch die sogenannte **Herzfrequenzvariabilität** gemessen werden: Wenn die Abstände zwischen den einzelnen Herzschlägen zu regelmäßig sind, dann spricht dies für eine Störung des vegetativen Nervensystems oder für eine Herzerkrankung.

Selten werden der **elektrische Hautwiderstand** und die **Schweißproduktion** der Haut gemessen. Aber auch diese Werte liefern manchmal wichtige Hinweise für die Funktion des vegetativen Nervensystems.

Übersicht: Laboruntersuchungen bei Polyneuropathie
BASISUNTERSUCHUNGEN
Blutbild, CRP, BSG, Leberwerte, Nierenwerte, TSH, Immunelektrophorese, Nüchternblutzucker, oraler Glukosetoleranztest, HbA1c, Vitamin B12, Folsäure, Borrelien-Antikörper usw.
ERWEITERTE UNTERSUCHUNGEN
▶ **Antikörper** gegen Borrelien, Herpes-simplex-Virus, Ebstein-Barr-Virus, Cytomegalie-Virus (bzw. weitere Erreger je nach Verdacht) ▶ **Nachweis von Autoantikörpern** (zum Beispiel GM1 bei Guillain-Barré-Syndrom, GQ1b, GD1b, MAG) ▶ Nachweis von **Bakterien** durch spezielle Färbemethoden ▶ **CDT** (bei Verdacht auf Alkoholabusus) ▶ **genetische Untersuchung** (bei Verdacht auf vererbte Formen der Polyneuropathie)
BEI VERDACHT AUF ANDERE URSACHEN (DIFFERENTIALDIAGNOSE)
▶ **Ferritin** und **Serum-Eisen** (bei Verdacht auf Restless-Legs-Syndrom) ▶ **Cholesterin, Triglyceride** (bei Verdacht auf Atherosklerose und pAVK) ▶ ev. Untersuchung des **Nervenwassers (Liquor)** zum Nachweis einer möglichen Immunreaktion, einer entzündlichen Erkrankung mit Befall des zentralen Nervensystems oder zum direkten bzw. indirekten Nachweis bestimmter Bakterien oder Viren

Quelle: Leitlinien der Deutschen Gesellschaft für Neurologie (www.dgn.org/leitlinien)

Übersicht: Weiterführende Untersuchungen bei Polyneuropathie
STANDARDUNTERSUCHUNGEN
▶ Elektroneurographie ▶ Elektromyographie
ZUSATZUNTERSUCHUNGEN (selten)
▶ Biopsie (Gewebeentnahme: Hautbiopsie, Nervenbiopsie, Muskelbiopsie) ▶ Kreislaufuntersuchungen (Kipptisch, Schellong-Test, Herzfrequenzvariabilität) ▶ elektrischer Hautwiderstand ▶ Prüfung der Schweißsekretion der Haut

Interview:
Was erwartet den Patienten bei der neurologischen Untersuchung?

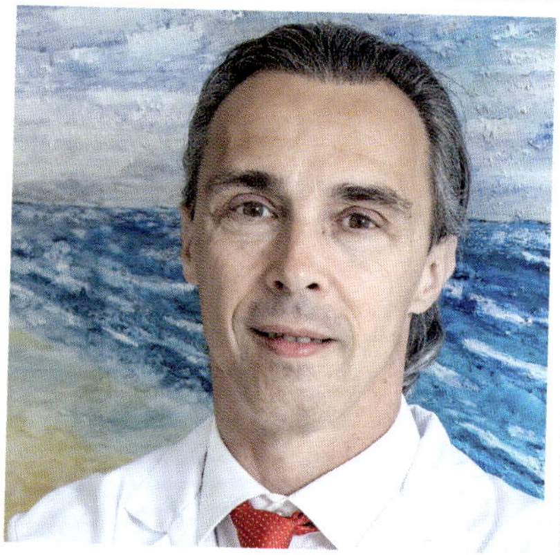
Dr. med. Klaus-Dieter Kieslinger

Wie aufwändig ist denn die geschilderte neurologische Untersuchung für den Patienten?

Dr. Kieslinger: Die neurologische Erstabklärung bei Verdacht auf Polyneuropathie umfasst ein ausführliches Anamnese-Gespräch, die komplette körperliche Untersuchung des Patienten und die Messung der Nervenleitgeschwindigkeit. Die Untersuchung ist für den Patienten nicht belastend.

Wie lange dauert die neurologische Untersuchung, wie rasch ist das Stellen einer Diagnose möglich?

Dr. Kieslinger: Alles in allem darf man mit einem Zeitaufwand von etwa 50 Minuten rechnen. Die Messung bei der Elektroneurographie dauert nur wenige Minuten. Dazu kommen noch die Blutabnahme und die Zeit bis zur Erstellung des Laborbefundes. In seltenen Fällen kann auch eine Untersuchung des Nervenwassers (Liquor cerebrospinalis) notwendig sein, in diesem Fall muss man ein paar Tage bis zur endgültigen Diagnose dazurechnen.

Ist die Untersuchung unangenehm oder gar schmerzhaft?

Dr. Kieslinger: Nein, die Untersuchung ist nicht schmerzhaft. Lediglich die elektrischen Impulse bei der Messung der Nervenleitgeschwindigkeit können sich eventuell etwas unangenehm anfühlen. Sie ist aber binnen weniger Minuten erledigt.

Mögliche Zusatzuntersuchungen

Bei speziellen Verdachtsmomenten veranlasst der Neurologe noch zusätzliche Begutachtungen: Eine Untersuchung der Lendenwirbelsäule mittels **Röntgenaufnahmen**, **Computertomographie** (CT) oder **Kernspintomographie** (MRT) ist immer dann notwendig, wenn der Verdacht besteht, dass Ner-

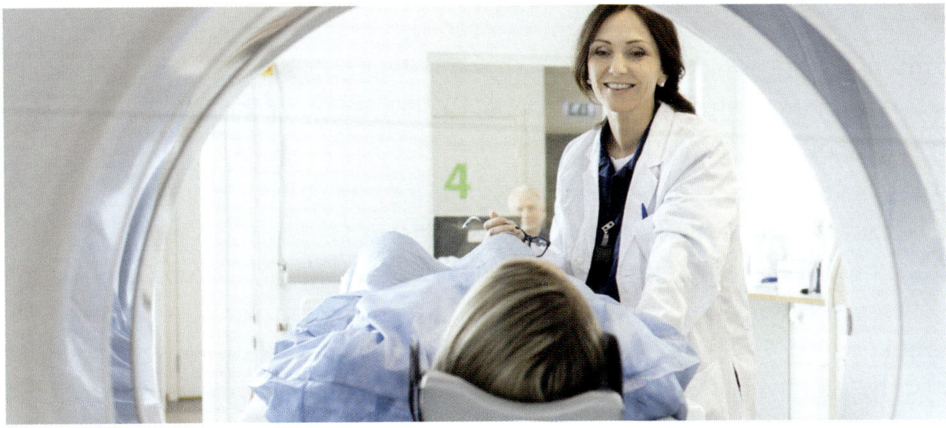

ven im Bereich der Wirbelsäule bedrängt werden – durch einen Bandscheibenvorfall, die knöchernen Strukturen der Wirbelsäule, vermehrtes Bindegewebe oder durch Tumoren. Die entsprechenden Schmerzen können bis in die Füße ausstrahlen und damit den Symptomen einer Polyneuropathie ähneln.

Krankheiten mit ähnlichen Beschwerden

Es gibt Krankheiten, die ähnliche Symptome aufweisen wie eine Polyneuropathie. So zum Beispiel das sogenannte Restless-Legs-Syndrom und die periphere arterielle Verschlusskrankheit (pAVK). Diese Erkrankungen sollten bei einer neurologischen Untersuchung ausgeschlossen werden, weil sie naturgemäß andere therapeutische Maßnahmen erforderlich machen.

Restless Legs – die unruhigen Beine

Das Restless-Legs-Syndrom (kurz RLS), welches in Österreich bis zu zehn Prozent der Bevölkerung betrifft, macht sich durch Bewegungsdrang, Missempfindungen und Schmerzen in den Beinen bemerkbar. Vor allem in Phasen der Ruhe und Entspannung, insbesondere während der Nachtruhe, kann sich in den Beinen (nicht selten auch in den Armen) ein Kribbeln und Ziehen und in der Folge allgemeine Unruhe einstellen. Die unruhigen Beine lassen die Betroffenen nicht schlafen, sie führen vielmehr zu dem unwiderstehlichen Drang, die Beine zu bewegen oder sogar immer wieder aufzustehen und umherzugehen. Manchmal zucken die Beine oder die Arme auch unwillkürlich während des Schlafs, was zu regelmäßigem Aufwachen führt. Die Folgen des nächtlichen Bewegungsdranges: innere Unruhe, Schlafmangel und in weiterer Folge permanente Tagesmüdigkeit, Antriebslosigkeit sowie Depressionen, welche die Lebensqualität der Betroffenen erheblich beeinträchtigen.

Als Ursachen eines RLS kommen Störungen im Stoffwechsel des Neurotransmitters Dopamin in Frage, aber auch ein Eisenmangel kann RLS verursachen. Häufig findet sich dann im Labor eine Verminderung des Eisenspeicher-Proteins Ferritin. Die Behandlung hängt vom Schweregrad der Erkrankung ab. Es kommen beispielsweise Medikamente zur Anwendung, die in den Dopaminstoffwechsel eingreifen. Oder man substituiert Eisen, um die

Eisenspeicher im Organismus wieder aufzufüllen. Auch nichtmedikamentöse Möglichkeiten zur Linderung der Missempfindungen, der unruhigen Extremitäten und zur Verbesserung des Schlafs kommen zur Anwendung. Hier helfen manchmal Hausmittel, wie kühle Fußbäder oder Einreibungen der betroffenen Stellen mit Franzbranntwein oder kühlenden Ölen.

Es kann allerdings vorkommen, dass RLS eine Folgeerscheinung einer Polyneuropathie ist. Etwa, wenn neuropathische Schmerzen oder ein Kribbeln in den Beinen zu einem massiven Drang führen, sie zu bewegen, um sich dadurch eine vorübergehende Erleichterung zu verschaffen. Dann ergeben sich sehr wohl entsprechende Zusammenhänge zwischen den beiden Erkrankungen. Die unruhigen Beine sollten sich dann bei erfolgreicher Therapie der zugrundeliegenden Polyneuropathie bessern. Die Behandlung eines Restless-Legs-Syndroms zählt ebenfalls zu den Domänen der Neurologie.

Periphere arterielle Verschlusskrankheit (pAVK)

Auch die periphere arterielle Verschlusskrankheit, kurz **pAVK** genannt, ist gekennzeichnet durch Schmerzen in den Beinen. Diese treten meist bei körperlichen Beanspruchungen auf, insbesondere beim Gehen – oft nach einer bestimmten Gehstrecke von einigen hundert Metern. Die Schmerzen bessern sich, wenn die Person anhält und eine Pause einlegt. Weil Betroffene dazu neigen, solche Pausen vor Schaufenstern einzulegen, um mit ihrem Gebrechen nicht aufzufallen, nennt der Volksmund diese Erkrankung auch „**Schaufensterkrankheit**“. In einem späteren Stadium treten die Schmerzen

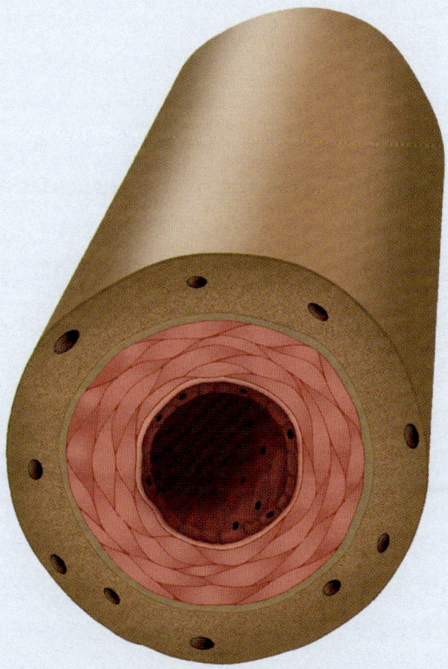

Schematische Darstellung einer Arterie (Querschnitt)

nicht nur unter körperliche Belastung auf, sondern auch in Ruhe, beispielsweise während der Nachtruhe im warmen Bett.

Verursacht werden diese Beschwerden durch Durchblutungsstörungen der Arterien in den Beinen. Arterien sind diejenigen Blutgefäße, die das Blut vom Herzen in die Peripherie leiten. Ältere Personen, Hypertoniker, Raucher, Menschen mit Übergewicht oder zu hohem Cholesterinspiegel und auch Diabetiker sind besonders gefährdet, dass sich ihre Gefäße durch die Einlagerung von Fetten und in weiterer Folge auch von Kalk verengen. Die dadurch verminderte Durchblutung führt zu Schmerzen in den betroffenen Extremitäten. Vor allem, wenn sich die Betroffenen zu wenig bewegen. Ein gesunder und aktiver Lebensstil, regelmäßige Bewegung oder Medikamente, die die Durchblutung verbessern, zählen zu den therapeutischen Maßnahmen der ersten Wahl. Für die pAVK sind Angiologen zuständig, also Ärzte, die sich auf das Teilgebiet der sogenannten Angiologie (Gefäßerkrankungen) spezialisiert haben. Eventuell notwendige chirurgische Eingriffe werden von Gefäßchirurgen, manche auch von interventionellen Radiologen durchgeführt.

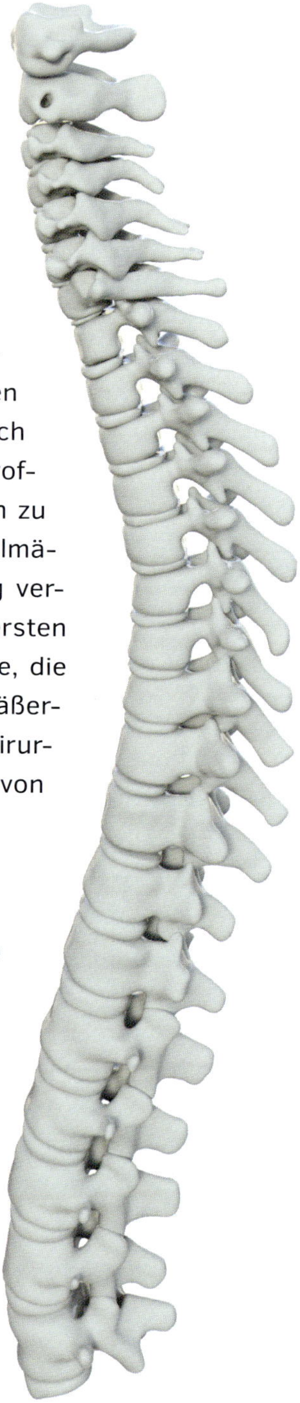

Erkrankungen der Wirbelsäule

Taubheitsgefühle und eine Schwäche der Beine und Füße können auch als Folge von Schädigungen der Nervenbahnen im Rückenmarkskanal auftreten. Als wesentliche Beispiele seien hier erwähnt: Eine Einengung des Rückenmarkskanales selbst durch Bandscheibenvorfälle, seltener auch durch Tumoren, Infektionen, Entzündungen oder Blutansammlungen. Dabei kommt es zu Druckschädigungen der Nervenbahnen. Meist gehen solche Veränderungen mit Schmerzen einher. Das Gesamtbild der Beschwerden lässt den erfahrenen Arzt in den allermeisten Fällen die Ursache rasch feststellen.

Überlastungssyndrom der Beine

Körperliche Überlastungen wie eine außergewöhnlich anstrengende Wanderung oder ein besonders hartes Krafttraining führen zu Schmerzen in den Beinen, eventuell auch zu Unruhe und sogar zu Schlafstörungen. Diese Beschwerden gehen allerdings rasch vorüber und stehen in zeitlichem Zusammenhang mit der körperlichen Überanstrengung.

Selten entsteht ein Überlastungssyndrom durch eine orthopädische Störung der Gelenke, durch das Tragen von falschem Schuhwerk oder eine über längere Zeiträume bestehende einseitige Belastung.

Fehlhaltungen der Füße/Beine

Dazu zählen die im Volksmund sogenannten X-Beine oder O-Beine, welche durch chronische einseitige Belastungen zu Schmerzen führen. Auch der Senk-Spreiz-Knickfuß kann chronische Schmerzen auslösen. Dies kann der Arzt bereits im Zuge der klinischen Untersuchung mittels Blickdiagnose feststellen.

Unterschenkelödeme

Leichte Schwellungen der Unterschenkel nach einem langen Sommertag kommen nicht selten vor. Häufig leiden Patienten aber an chronischen Schwellungen der Unterschenkel, Knöchel und Füße. Dies tritt auf als Folge von Krampfadern, einer Herzschwäche (Herzinsuffizienz), einer eingeschränkten Nierenfunktion (Niereninsuffizienz), Störungen des Elektrolythaushaltes oder auch einem Eiweißmangel im Blut (zum Beispiel bei einer Leberschwäche). Auch solche Schwellungen führen zu einem Taubheitsgefühl der betroffenen Extremitäten. Die Abklärung derartiger Ödeme erfordert eine internistische Durchuntersuchung.

Gutartige Muskelkrämpfe

Auch sogenannte gutartige Muskelkrämpfe – also häufige Verkrampfungen der Muskulatur, vor allem der Beine – machen eine neurologische Vorstellung erforderlich. Dabei gilt es vor allem, eine neurologische Ursache der Beschwerden, wie zum Beispiel eine Polyneuropathie oder eine degenerative Wirbelsäulenerkrankung, auszuschließen. Auch ein plötzliches kurzes Zucken des ganzen Körpers beim Einschlafen ist im Allgemeinen harmlos. Der Fachausdruck hierfür lautet „Einschlafmyoklonien“.

Übersicht:
Erkrankungen mit ähnlichen Beschwerden wie bei einer Polyneuropathie

- Restless-Legs-Syndrom
- Periphere arterielle Verschlusskrankheit (pAVK)
- Erkrankungen der Wirbelsäule (Bandscheibenvorfall, Spinalkanalstenose)
- Überlastungssyndrom der Beine
- Fehlhaltungen der Füße/Beine
- Unterschenkelödeme
- gutartige Muskelkrämpfe

Therapie der Polyneuropathie

6

Die Behandlung der Polyneuropathien verfolgt zwei Ziele: Einerseits gilt es die **Ursache** der Erkrankung direkt zu behandeln. Das gelingt natürlich nur, wenn eine behandelbare Ursache vorliegt. Ist dies nicht der Fall, muss die Therapie auf die **Symptome** abzielen und diese lindern. Auch dafür stehen uns erfolgversprechende Ansätze zur Verfügung.

Realistische Therapieziele

Die überwiegende Mehrzahl der Polyneuropathien verläuft chronisch, was für Betroffene bedeutet, mit einer längeren Krankheitsdauer rechnen zu müssen. Wenn sich die Ursache nicht finden oder eliminieren lässt, dann besteht die Erkrankung sogar über viele Jahre oder gar lebenslang. In diesem Falle gilt es, die Nerven möglichst optimal mit Nährstoffen zu versorgen, um ihre Funktion zu fördern oder zumindest zu erhalten. Mehr über die Verabreichung von Vitaminen lesen Sie ab Seite 101.

Außerdem ist es ganz wichtig, noch vorhandene Fähigkeiten der Nerven zu trainieren und ausgefallene Funktionen zu kompensieren. Das gelingt durch ein Training der Wahrnehmung, durch die Stimulation der Hautnerven, aber auch durch das Üben des Gehens und des Gleichgewichtssinnes. Ebenfalls von Bedeutung ist das Training der Muskulatur, da verminderte Bewegung zu einem Abbau von Muskeln führt, was in weiterer Folge das Gehen und das Gleichgewicht weiter beeinträchtigt. Eine starke Muskulatur hingegen ermöglicht eine sicherere Mobilität und vermindert das Risiko für eine weitere Folgeerscheinung der Polyneuropathie: Stürze. Sie zählen zu den häufigsten Ursachen für Bettlägerigkeit im Alter. Wir sollten also alles unternehmen, Stürze möglichst zu vermeiden.

Eine andere Folgeerscheinung chronischer Erkrankungen dürfen wir ebenfalls nicht außer Acht lassen. Gemeint sind Depressionen. Sie gehen einher mit verminderter Stimmung, Aufmerksamkeit und dem sogenannten „Losigkeitssyndrom“: Die Betroffenen fühlen sich freudlos, antriebslos, energielos und so weiter, sie ziehen sich von ihren sozialen Kontakten zurück. All das erhöht wiederum das Risiko eines Abbaus der kognitiven Funktionen, also des Denkens und Gedächtnisses, und damit das Risiko für eine Demenz. Die Devise „use it or lose it“ (auf Deutsch: „Benutze es oder verlier es“) gilt insbesondere auch hier.

Chronische Schmerzen führen häufig zu Schlafstörungen, welche wiederum die Stimmung und die Leistungsfähigkeit beeinträchtigen. Der Schlaf lässt sich durch eine gesunde Schlafhygiene beeinflussen. Er bessert sich häufig auch, sobald die Schmerzen als Folge der Behandlung nachlassen. Reicht dies alles nicht aus, dann steht uns eine ganze Reihe von Medikamenten zur Verfügung.

Am meisten beeinträchtigt fühlen sich die Betroffenen jedoch von chronischen Schmerzen und Missempfindungen. Das ständige Kribbeln, Brennen, Elektrisieren, Stechen in den Füßen, Beinen oder Händen wird zum quälenden Begleiter des Alltags. Gegen diese Beschwerden gibt es Gott sei Dank Medikamente, die Abhilfe schaffen.

Maßgeschneiderte Therapie

Die Neurologie kennt zahlreiche mögliche Ursachen für das Entstehen einer Polyneuropathie, wie bereits zu lesen war. Zum Glück gibt es auch viele Möglichkeiten der Therapie – zum Beispiel medikamentös, komplementärmedizinisch, physikalisch usw. Daraus wird ersichtlich, dass die Behandlung jeweils individuell und gezielt auf den Einzelnen abzustimmen ist. Dafür ist ein vertrauensvolles Verhältnis zwischen Arzt und Patient notwendig. Und manchmal auch ein bisschen Geduld, um die Maßnahmen konsequent durchzuziehen.

Ursächliche Therapie – das Übel an der Wurzel packen

Diabetes

Bei den chronischen Polyneuropathien steht – was die Ursachen betrifft – in unseren Breiten die Zuckerkrankheit an erster Stelle. Hier gilt es, den Blutzuckerspiegel durch eine konsequente internistische Behandlung mit einer Kombination aus Medikamenten, Diät und regelmäßiger Bewegung konstant zu halten. Der Therapieerfolg – und dies gilt sowohl für den Typ-1- als auch für den Typ-2-Diabetes – erfordert eine konsequente Überwachung bestimmter Laborwerte. Der Nüchternblutzucker liegt beim Gesunden unter

100 mg/dl. Er gibt die jeweils aktuelle Einstellung wieder. Der HbA1c-Wert steht für den Anteil an Hämoglobin im Serum, an den Glukose gebunden ist. Hämoglobin ist der rote Blutfarbstoff. HbA1c gilt als Langzeitwert und erteilt Auskunft über die Höhe des Blutzuckers während der letzten acht bis zwölf Wochen. Beim Diabetes-Patienten strebt man einen Ziel-Wert von unter 6,5 Prozent an.

Alkohol

Die zweithäufigste Ursache in unseren Breiten stellt, wie bereits erwähnt, ein regelmäßiger, zu hoher Genuss von Alkohol dar. Das Verhängnisvolle dabei ist die Schwierigkeit, ohne externe Hilfe davon loszukommen. Die meisten wünschen sich, Alkohol in einem gesundheitlich verträglichen Ausmaß zu trinken. Besteht jedoch bereits eine Abhängigkeit, dann muss aus heutiger Sicht eine Null-Alkohol-Strategie angestrebt werden. Bei schwerer Abhängigkeit ist der erste Schritt die sogenannte Entgiftung, bei der unter ärztlicher Überwachung und mit Hilfe bestimmter Medikamente die Dosis von Alkohol auf Null reduziert wird. Im Anschluss ist eine ambulante oder auch eine stationäre Entzugstherapie zu empfehlen.

Bewährt haben sich auf diesem Gebiet psychiatrische bzw. psychologische Behandlungsformen. Insbesondere der kognitiven Verhaltenstherapie kommt ein hoher Stellenwert zu. Dabei wird das Trinkverhalten analysiert, mit besonderer Aufmerksamkeit für die Gedanken und zugrunde liegenden Emotionen, um neue Möglichkeiten des Verhaltens zu erkennen und zu erlernen.

Mangelerscheinungen

Der Mangel an bestimmten Nährstoffen zählt – weltweit gesehen – zu den häufigsten Ursachen der Polyneuropathien. In Ländern, wo große Armut oder Knappheit an Lebensmitteln herrscht, ist die Zufuhr bestimmter Vitalstoffe zu gering, sodass die Funktion und Regeneration der sensiblen Nervenzellen und ihrer Hüllen darunter leiden.

In unseren Breiten führt einseitige Ernährung, zum Beispiel durch extreme Diäten, zu Mangelerscheinungen. Andererseits kann aber auch eine Störung der Resorption von Nährstoffen im Darm vorliegen.

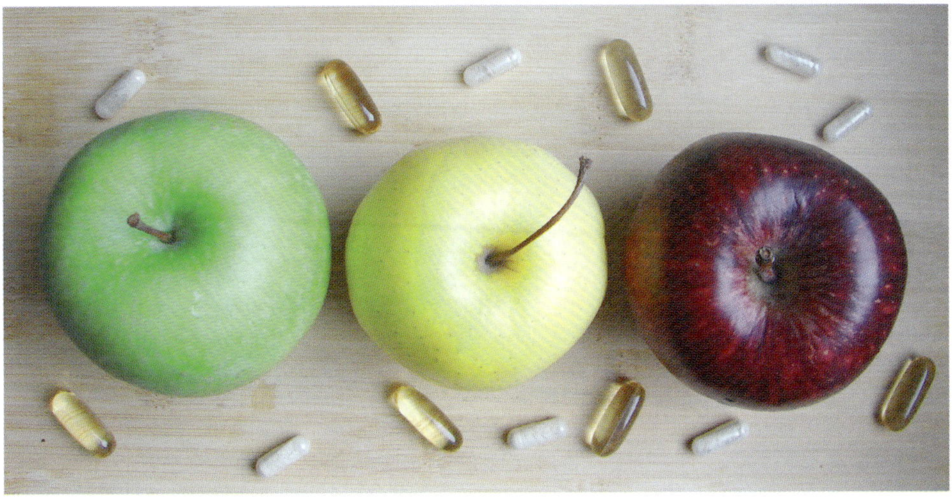

Welche Mikronährstoffe sind essentiell für die Nervenregeneration? Hier sind vor allem folgende Vitamine zu nennen: Vitamin B1 (Thiamin), Vitamin B6 (Pyridoxin), Vitamin B9 (Folsäure) und Vitamin B12 (Cobalamin). Weitere Informationen über die Verabreichung von Vitaminen lesen Sie ab Seite 101.

Die Bestimmung wichtiger Mikronährstoffe ist Bestandteil jeder Laborabklärung bei Polyneuropathie. Bei einem einfachen Nährstoffmangel können eine Umstellung der Ernährung und die Einnahme entsprechender Nahrungsergänzungsmittel helfen. Wenn eine Resorptionsstörung vorliegt, ist eine spezielle internistische Therapie notwendig. Bei einer Störung der Resorption im Darm muss Ihr Arzt möglicherweise die fehlenden Nährstoffe über Injektionen oder Infusionen zuführen.

Vergiftungen

Die Exposition gegenüber einer Reihe von Substanzen kann eine Polyneuropathie auslösen. Dazu zählen Lösungsmittel, Schwermetalle oder bestimmte Insektenvertilgungsmittel. Hier gilt es natürlich, die weitere Einwirkung der Schadstoffe sofort zu unterbinden. Oft liegt eine solche Intoxikation jedoch in der Vergangenheit. Dann bleiben nur mehr die Möglichkeit einer Therapie der Symptome und die Förderung der Regeneration der Nerven durch die Zufuhr von Nährstoffen sowie zusätzliche Maßnahmen wie Physiotherapie und Physikalische Medizin.

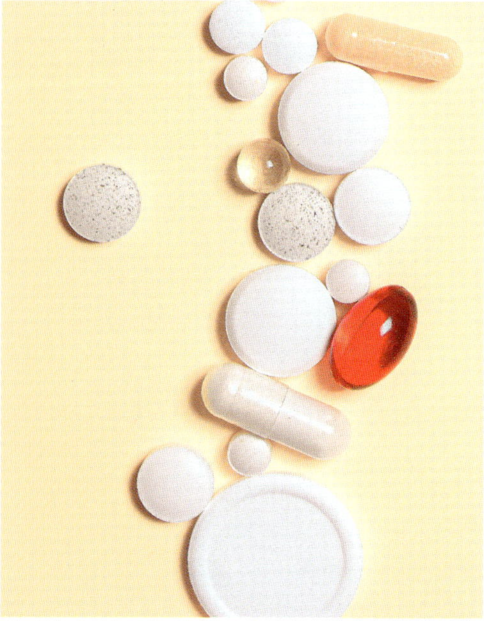

Medikamente

Eine Reihe von Medikamenten kann – als Nebenwirkung – zu einer Polyneuropathie führen. Auch hier gilt es, die auslösenden Substanzen zu identifizieren. Handelt es sich um notwendige oder gar lebensrettende Pharmaka, zum Beispiel im Rahmen einer Chemotherapie, wird sich die Behandlung auf das Schützen der Nervenfasern und ihrer Hüllen konzentrieren, indem wichtige Nährstoffe für die Nerven in ausreichendem Maß zugeführt werden. Nicht lebenswichtige Medikamente müssen identifiziert, sollten abgesetzt oder durch ein gleich wirksames anderes Präparat ersetzt werden.

Nierenschwäche

Wenn die Nieren nur mehr eingeschränkt in der Lage sind, ihren Aufgaben nachzukommen – nämlich Wasser und Abbauprodukte des Stoffwechsels auszuscheiden, die Konzentration von Salz und Elektrolyten zu steuern und den Säure-Basen-Haushalt im Blut zu regulieren –, dann sprechen Ärzte von einer **Niereninsuffizienz.** Aber die Nieren haben nicht nur die Funktion der Ausscheidung, ihre Zellen stellen eine Reihe von Hormonen her, nämlich Erythropoetin, das die Bildung von roten Blutkörperchen steuert, Renin, welches eine zentrale Rolle in der Steuerung des Blutdrucks spielt und Calcitriol, die aktive Form von Vitamin D, welche an der Steuerung des Knochenstoffwechsels teilnimmt. Die Nieren spielen auch eine Rolle bei der Bildung von Blutzucker (Glukose).

Ein chronisch erhöhter Blutdruck, die Zuckerkrankheit oder eine dauerhafte Einnahme von Schmerzmitteln können die feinen Gefäße der Niere schädigen. Dann sammeln sich Giftstoffe im Blut an, welche in der Folge unter anderem auch die Nervenfasern und ihre Hüllen beeinträchtigen können. Die sogenannte „urämische Neuropathie“ macht eine internistische Therapie erforderlich, bis hin zur Dialyse. Wenn es rechtzeitig gelingt, die Nierenfunktion wieder in Gang zu bringen, dann bestehen gute Chancen, dass sich die Nervenfasern wieder regenerieren.

Paraproteinämien

Bei bestimmten Erkrankungen des Blutes, wie zum Beispiel Leukämien, dem Multiplen Myelom oder der sogenannten MGUS (monoklonale Gammopathie unklarer Signifikanz) kommt es zur Bildung von Paraproteinen, das sind funktionslose Antikörper oder Teile davon, welche von diesen entarteten Zellen produziert werden, sich im Gewebe ansammeln und dabei die Nerven schädigen können. Hier steht die Behandlung der hämatologischen Grunderkrankung im Vordergrund.

Tumoren

Tritt eine Polyneuropathie als Komplikation im Rahmen einer Tumorerkrankung auf, dann ist natürlich die Behandlung der zugrundeliegenden Erkrankung wesentlich. Sei es operativ, durch Strahlentherapie oder medikamentös. Beachtet werden muss dabei immer, dass eine Neuropathie natürlich auch als Nebenwirkung einer Chemotherapie auftreten kann. Deshalb sollte man speziell während oder unmittelbar nach Beendigung einer Chemotherapie darauf achten, ob Symptome in diese Richtung auftreten, und bereits frühzeitig bzw. vorsorglich auf eine gute Nährstoffversorgung achten. Die Polyneuropathie-Beschwerden bilden sich zwar nicht immer, aber doch bei vielen Patienten eine gewisse Zeit nach Ende der Chemotherapie zurück.

Immunreaktionen bremsen

Manchmal liegt eine überschießende Immunreaktion als Ursache einer Polyneuropathie vor. Dabei richtet sich das Immunsystem sozusagen irrtümlich gegen körpereigenes Gewebe. Das passiert, wenn die Oberflächenstruktur von Viren oder Bakterien zufällig der Oberflächenstruktur von Zellen des Körpers ähnelt.

Im Falle der Polyneuropathie bedeutet dies, dass die körpereigene Immunabwehr, bestehend aus bestimmten weißen Blutkörperchen sowie Antikörpern, die Nervenzellen und deren Hüllen angreifen. Ein solcher Vorgang kann hochakute Formen einer Polyneuropathie auslösen, wie beim Guillain-

Barré-Syndrom. Er kann aber auch zu chronischen Formen einer Polyneuropathie führen. Wenn möglich, sollte der Auslöser identifiziert werden. Eine überschießende Immunreaktion kann durch die Verabreichung von Cortison erfolgreich abgebremst werden. Alternativ bzw. ergänzend werden auch Antikörper intravenös von außen zugeführt, was die Produktion von körpereigenen Antikörpern bremst. In Extremfällen muss eine Blutwäsche (Plasmapherese) durchgeführt werden, um die schädlichen, sogenannten Autoantikörper aus dem Blut zu entfernen.

Infektionen

Weltweit betrachtet, zählen Infektionserkrankungen zu den häufigsten Ursachen von Neuropathien. In unseren Breiten ist hier die Borreliose zu nennen: die durch Zecken (in seltenen Fällen vermutlich auch durch Gelsen) übertragene Infektion durch Borrelien. In tropischen und subtropischen Ländern hingegen führt die Lepra zu schweren Nervenschäden und Behinderungen. Eine rechtzeitige Diagnosestellung und Therapie durch Antibiotika sind dann notwendig, um die Nerven zu schützen oder weitere Schädigungen zu verhindern.

Symptomatische Therapie – Beschwerden lindern

Die symptomatische Behandlung der Polyneuropathie umfasst zwei Wege: Wir wenden auf der einen Seite die medikamentöse Therapie an – diese umfasst sowohl den Einsatz von **schulmedizinischen als auch komplementärmedizinischen Medikamenten** –, zum anderen setzen wir zusätzlich auf eine Reihe von **nichtmedikamentösen Therapien.**

Medikamentöse Therapien bei Polyneuropathie

- Systemische Therapie
  - Amitriptylin
  - Duloxetin
  - Antiepileptika
  - Opioide
  - Cannabinoide
  - Liponsäure (Thioctsäure)
  - Vitamine

- Lokale Therapie
  - Lidocain
  - Capsaicin
  - Isosorbiddinitrat (ISDN)
- Phytotherapie (Einsatz von Heilpflanzen)

Nichtmedikamentöse Therapien bei Polyneuropathie

- **Physikalische Therapie**
  Warme und kalte Wechselbäder, eine mechanische Stimulation der Wahrnehmung oder Behandlungen mit elektrischem Strom tragen zur Linderung von Schmerzen und Gefühlsstörungen bei.
- **Physiotherapie**
  Zu den physiotherapeutischen Maßnahmen zählen zum Beispiel Gang- und Gleichgewichtstraining oder das Training der Muskeln.

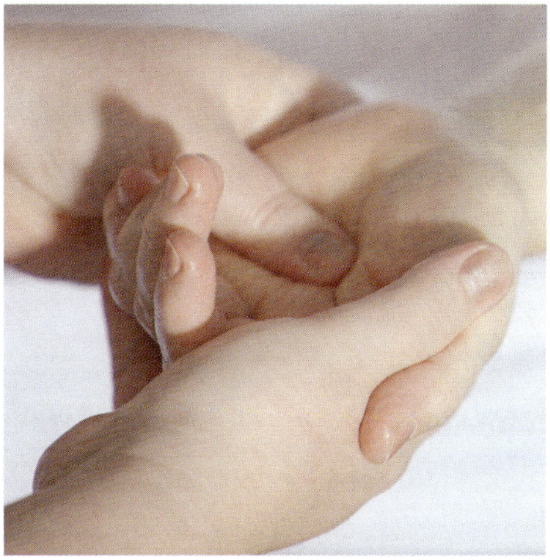

- **Ergotherapie**
  Ergotherapeutische Behandlungen sollen den Patienten darin unterstützen, im Alltag mit eventuellen körperlichen Einschränkungen besser zurechtzukommen.
- **Orthopädische Behandlung**
  Bei vielen Beschwerden können orthopädische Hilfen eingesetzt werden, wie zum Beispiel Schuheinlagen oder Schienen bei Lähmungserscheinungen bestimmter Muskeln.
- **Psychotherapie**
  Psychologische Therapien helfen bei einer besseren Schmerzverarbeitung und werden bei Vorhandensein von Depressionen oder Schlafstörungen angeboten.
- **Entspannungstraining**
  Durch gezielte Übungen kann eine vermehrte Gelassenheit und die Erhöhung der Schmerzschwelle erreicht werden.

Im Folgenden wird auf die medikamentösen und nichtmedikamentösen Therapiemöglichkeiten näher eingegangen.

Medikamentöse Therapie bei neuropathischen Schmerzen

Wir haben es bereits erwähnt: Die Therapie einer Polyneuropathie wird auf die jeweiligen Beschwerden abgestimmt, wird sozusagen für den einzelnen Patienten maßgeschneidert. So verhält es sich auch mit der medikamentösen Therapie bzw. mit der Auswahl der jeweiligen Medikamente. Mit etwas Glück wirkt bereits das erste Präparat zufriedenstellend, manchmal sind aber auch zwei oder sogar mehrere Anläufe notwendig. Wichtig ist, dem jeweiligen Medikament genügend Zeit zu lassen, bis eine Wirkung einsetzt. Das kann manchmal zwei bis vier Wochen in Anspruch nehmen. Bedenken sollte man auch, dass viele Präparate zunächst einmal in einer niedrigen Dosis verabreicht werden müssen, die dann langsam gesteigert wird. Die volle Wirkung setzt aber häufig erst ein, wenn die Dosis in richtiger Höhe eingenommen wird. Geduld ist also angesagt!

Systemische Therapie

Amitriptylin – ein trizyklisches Antidepressivum

Dieser Wirkstoff zählt zur Gruppe der klassischen Antidepressiva, die über lange Jahre die Therapie der Depression dominierten. Sie weisen zusätzlich zu einer guten Wirksamkeit gegen Depressionen auch beruhigende und schlafanstoßende Effekte auf. Im Laufe der Zeit stellte sich heraus, dass sie auch eine gute schmerzstillende Wirkung besitzen. Trizyklische Antidepressiva werden häufig als Mittel erster Wahl zur Behandlung neuropathischer Schmerzen eingesetzt. Ihr Einsatz ist insbesondere dann sinnvoll, wenn zusätzlich eine Depression, innere Unruhe oder Schlafstörungen auftreten. Es kann sich aber auch unabhängig davon ein guter Effekt auf neuropathische Schmerzen ergeben. Als Nebenwirkung können unter anderem Schwindel, Müdigkeit, Konzentrationsstörungen, Mundtrockenheit und Probleme mit der Blasenentleerung auftreten. Ein anfänglicher Hangover, also eine leichte morgendliche Müdigkeit, vergeht meist innerhalb weniger Tage der Einnahme. Diese Nebenwirkungen kommen bei älteren Menschen häufiger vor, deshalb sollte bei diesen Patienten ein alternativer Wirkstoff gesucht werden.

Duloxetin – ein duales Antidepressivum

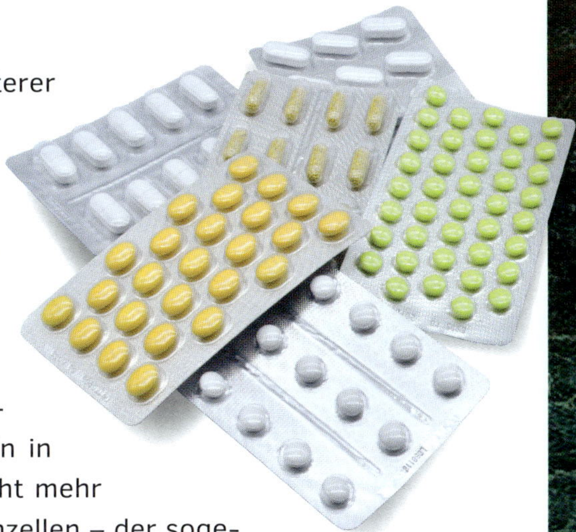

In den letzten Jahren gewann ein weiterer Wirkstoff die Aufmerksamkeit der Neurologen. Er findet breite Anwendung in der Therapie von Schmerzen, insbesondere bei Neuropathien: Duloxetin, das zu den sogenannten dualen Antidepressiva zählt. Warum dual? Weil der Wirkstoff gezielt die Wiederaufnahme der beiden Überträgerstoffe (Neurotransmitter) Serotonin und Noradrenalin in die Nervenzellen blockiert. Dadurch steht mehr von ihnen im Spalt zwischen den Nervenzellen – der sogenannten Synapse – zur Verfügung, wo sie schmerzhemmende Neuronen aktivieren können. Neben der Linderung von Schmerzen wirkt das Medikament auch antidepressiv und antriebssteigernd und hilft bei generalisierten Angststörungen.

An Nebenwirkungen können eine leichte Übelkeit, Beschwerden des Magen-Darm-Traktes, Albträume und sexuelle Funktionsstörungen auftreten. Achtung: Duloxetin sollte nicht abrupt, sondern ausschleichend abgesetzt werden, das heißt, die Dosis wird über eine gewisse Zeit langsam reduziert, bis die Einnahme schließlich ganz beendet wird. Andernfalls können Absetzphänomene auftreten wie Ängste, innere Unruhe, Reizbarkeit und Stimmungsschwankungen. Aber auch körperliche Symptome wie Kopfschmerzen, Schwächegefühl oder unscharfes Sehen sind möglich.

Antiepileptika – zellmembranstabilisierende Substanzen

Medikamente aus der Gruppe der Antiepileptika bewähren sich seit Jahren in der Behandlung von neuropathischen Schmerzen. Sie senken die Erregbarkeit von Nervenzellen und lassen sich damit sehr wirkungsvoll bei Neuropathien einsetzen. Die Dosierung ist meist niedriger als bei Epilepsie. Folgende Substanzen werden häufig eingesetzt: Gabapentin, Pregabalin oder Carbamazepin.

Viele Patienten reagieren bei dem Gedanken anfangs etwas erschrocken, wenn ihnen ihr Arzt vorschlägt, ein Antiepileptikum einzunehmen. Allerdings wirken diese Medikamente häufig so gut, dass derartige Bedenken sich meist rasch ausräumen lassen.

Die Dosierung muss einschleichend erfolgen, das heißt, man beginnt mit einer kleinen Dosis und steigert sie über einige Tage langsam. Das macht sie besser verträglich. Aufgrund des Einschleichens der Dosis muss der Patient oft etwas Geduld aufbringen, bis die volle Wirkung einsetzt und sollte nicht so schnell aufgeben. Falls der erwünschte Effekt nicht eintritt, sollte unbedingt die Dosis angepasst werden, bis die Schmerzen sich bessern. An möglichen Nebenwirkungen kann es zum Auftreten von Schwindel, Benommenheit oder Tagesmüdigkeit kommen. Diese legen sich aber meist innerhalb der ersten Tage der Einnahme. Zugleich sind sie dosisabhängig. Daher ist es wichtig, einen guten Kontakt zum behandelnden Arzt zu halten, insbesondere in der Phase der Einstellung des jeweiligen Medikamentes.

Medikamente wie Antiepileptika oder Antidepressiva als Therapie bei Polyneuropathie sind nicht jedermanns Sache. Müssen sie trotzdem verordnet werden?

Wer an starken Schmerzen oder Missempfindungen bei Polyneuropathie leidet, ist meist froh über die Möglichkeit, diese durch die Einnahme von Medikamenten lindern zu können. Es handelt sich dabei jedoch um eine rein symptomatische Therapie, die nur solange wirkt, wie sie eingenommen wird oder bis – sofern möglich – die Ursache behoben wurde und die Nerven sich wieder regenerieren.

Opioide (z. B. das leichter wirksame Tramadol oder die stärker wirksamen Oxycodon und Fentanyl)

In schweren Fällen, vor allem dann, wenn die herkömmlichen Medikamente nicht greifen, sollte man die Anwendung von Opioiden erwägen. Dabei handelt es sich ursprünglich um Abkömmlinge von Opium, gewonnen aus dem Milchsaft des Schlafmohnes. Heute erfolgt die Herstellung der Präparate meist synthetisch. Die Opioide gelten als die stärksten bekannten Schmerzmittel. Sie docken direkt an bestimmte Rezeptoren im Rückenmark und Gehirn an und blockieren dort die Weiterleitung der Schmerzreize. Verordnet werden Tabletten, Kapseln, Tropfen oder Schmerzpflaster. Die Einnahme sollte nach einem genauen Schema erfolgen.

Als Nebenwirkung können Übelkeit, Verstopfung, Schwindel oder – bei höheren Dosen – Müdigkeit auftreten. Um einer Verstopfung vorzubeugen, muss ganz besonders auf die ausreichende Zufuhr von Flüssigkeit und Ballaststoffen geachtet werden. Bedarfsweise schafft auch ein leichtes Abführmittel Abhilfe.

Opioide gelten als Suchtmittel, sie dürfen nur über ein Betäubungsmittelrezept verordnet werden und die Einnahme sollte unter regelmäßiger ärztlicher Kontrolle erfolgen. Sie dürfen nicht abrupt abgesetzt werden, sondern nur ausschleichend.

Cannabinoide (z. B. Dronabinol [THC], Cannabidiol [CBD])

Cannabis wird aus den harzigen Blüten sowie den blütennahen Blättern der weiblichen Hanfpflanze gewonnen. Als Cannabinoide bezeichnen wir die isolierten Wirkstoffe der Pflanze. Sie sind relativ neu auf dem Markt. Die Pflanze selbst wird seit Jahrtausenden für Heilzwecke verwendet. Aufgrund der be-

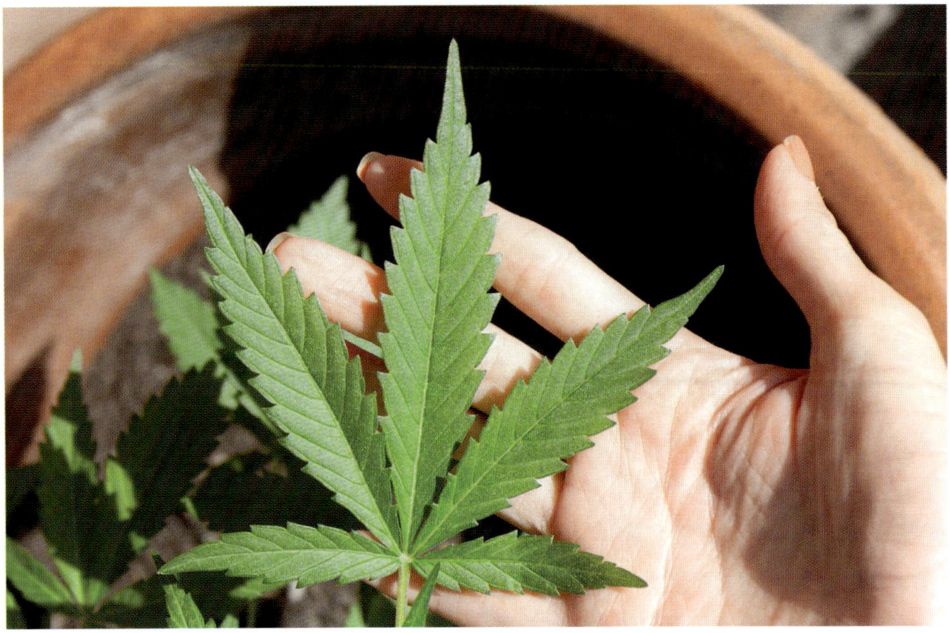

kannten Drogenwirkung war sie über Jahrzehnte in Verruf geraten und wurde erst in den letzten Jahren als Medikament wiederentdeckt und von den Arzneimittelbehörden zugelassen. Das inzwischen in den Apotheken erhältliche **Delta-9-Tetrahydrocannabidiol** (THC) besitzt vielfältige Wirkungen, die sich die Medizin zunutze macht: Gerade bei neuropathischen, aber auch bei chronischen Schmerzen wird die schmerzlindernde Wirkung geschätzt. Zusätzlich führt der muskelrelaxierende (also der die Muskeln entspannende) Effekt zu einer weiteren Linderung. Außerdem besteht eine psychisch entspannende Wirkung. THC muss von einem Arzt mit einem Suchtgiftrezept verschrieben werden. Bei bestimmten Indikationen – insbesondere der neuropathische Schmerz zählt dazu – erstatten viele Krankenkassen das Präparat. Allerdings stellen die Kassen häufig die Bedingung, dass die Behandlung mit gängigeren (und günstigeren) Medikamenten für Polyneuropathie vorher bereits erfolglos versucht wurde.

THC kann als ölige Lösung (Tropfen) oder in Kapselform eingenommen werden. Aufgrund der pharmakologischen Zubereitung entsteht im Blut ein gleichmäßiger Spiegel, sodass der euphorisierende Effekt ausbleibt, damit besteht auch keine Suchtgefahr im Sinne einer psychischen Abhängigkeit. Zusätzliche Einsatzgebiete sind Appetitlosigkeit bei schweren Erkrankungen sowie Übelkeit und Erbrechen im Rahmen einer Chemotherapie. Nicht verschrieben werden sollte es bei schweren vorbestehenden Erkrankungen der Psyche, wie zum Beispiel einer Schizophrenie. Als Nebenwirkungen können Schwindel, Müdigkeit oder eine Euphorie auftreten. Zu Beginn wird nur eine kleine Dosis verabreicht, die dann langsam gesteigert werden sollte. In der Phase der Aufdosierung besteht Fahruntauglichkeit, bei konstanter Dosis und guter Verträglichkeit ist Autofahren allerdings möglich. Ein Ausweis mit Bestätigung der ärztlichen Verordnung sollte mitgeführt werden.

Im Gegensatz zu THC ist **Cannabidiol** (CBD) rezeptfrei erhältlich, also nicht verschreibungspflichtig. Die schmerzlindernde Wirkung ist schwächer ausgeprägt. CBD wird auch bei bestimmten Formen von kindlicher Epilepsie eingesetzt.

Eine Kombination aus THC und CBD findet übrigens Anwendung in der Behandlung von Muskelkrämpfen (Spastik) bei Multipler Sklerose.

Liponsäure

Die Liponsäure (auch Alpha-Liponsäure oder Thioctsäure) wirkt als Coenzym, also eine den Vitaminen ähnliche Substanz, welche eine Rolle im Energiestoffwechsel der Zellen im Körper spielt. Sie ist außerdem ein Radikalfänger. Das ist eine Substanz, welche aggressive Moleküle im Stoffwechsel abfängt und dadurch die Zellen schützt und ihre Lebensdauer verlängert.

Die Liponsäure gilt als gut wirksam vor allem in der Behandlung von starken Schmerzen im Rahmen der diabetischen Polyneuropathie. Die schmerzhaften Missempfindungen bessern sich oft im Verlauf weniger Tage. Die Verabreichung kann zu Beginn über zwei Wochen als Infusion erfolgen und wird dann auf Tabletten umgestellt.

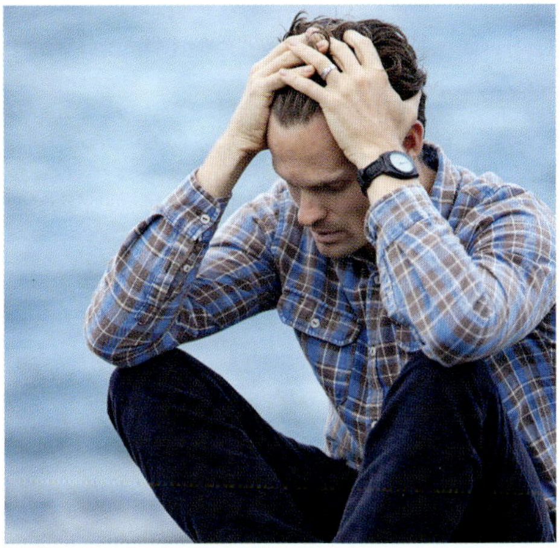

An möglichen Nebenwirkungen können ein Druckgefühl im Kopf oder Atembeklemmungen auftreten, bei oraler Anwendung auch Beschwerden im Magen-Darm-Trakt. Auch allergische Reaktionen können vorkommen. Bei Auftreten einer Allergie ist die Gabe von Liponsäure selbstverständlich abzusetzen. In den anderen Fällen bleibt abzuwägen, ob der Patient den Nebeneffekt unter Umständen in Kauf nehmen möchte, falls die unerwünschte Wirkung nicht stärker ist als die Symptome der Polyneuropathie selbst – zum einen besteht die Möglichkeit, dass Nebenwirkungen mit zunehmender Behandlungsdauer wieder verschwinden, zum anderen wird die Kur in der Regel ohnehin nur für einen gewissen Zeitraum angewendet.

Vitamine

Mehrmals war bereits davon die Rede, dass ein Mangel an Vitaminen, genauer gesagt der B-Vitamine, für neuropathische Beschwerden verantwortlich sein kann. Ein Mangel kann auftreten, weil zum Beispiel Medikamente diese wichtigen Mikronährstoffe abbauen oder deren Aufnahme aus der Nahrung hemmen. Dies ist etwa bei Diabetes-Medikamenten, die den Wirkstoff Metformin enthalten, der Fall. Oder bei Chemotherapeutika, die gegen Krebs eingesetzt werden. Auch dauerhaft hoher Alkoholkonsum gilt als Vitamin-B-Räuber. Alkoholkranke Menschen haben oft generell einen schlechten Ernährungs- und dadurch auch schlechten Vitaminstatus, weil sie einen beträchtlichen Teil ihrer täglichen Kalorienmenge mit Hilfe des Alkohols zuführen und nicht mehr mit hochwertigen und vitaminreichen Nahrungsmitteln.

Daher werden zur Behandlung von Polyneuropathien auch regelmäßig B-Vitamine verordnet. Sie sollen die Nervenregeneration fördern. Die Einnahme von B-Vitaminen ist insbesondere dann sinnvoll, wenn ein im Labor nachweisbarer Mangel vorliegt. Bei Vorliegen einer Polyneuropathie sollte aber prinzipiell auf eine ausreichende Zufuhr von Nährstoffen für die Nerven gesorgt werden.

Es ist daher durchaus angezeigt, dass Polyneuropathie-Patienten ihren Vitaminstatus im Auge haben. Denn einige dieser Mikronährstoffe sind für ein funktionierendes Nervensystem enorm wichtig:

- **Vitamin B1** (auch Thiamin genannt) ist für die Energiegewinnung, den Aufbau und die Funktionsfähigkeit von Nervenzellen von Bedeutung. Mögliche Mangelsymptome sind periphere Nervenschmerzen, Müdigkeit und Brennen der Füße. Vitamin B1 ist vor allem in Vollkorngetreide, Nüssen, Kartoffeln und Hülsenfrüchten enthalten.
- **Vitamin B6** (auch als Pyridoxin bekannt) trägt ebenfalls zu einer normalen Funktion des Nervensystems bzw. des Nervenstoffwechsels bei. Schmerzen in den peripheren Nerven, Sensibilitätsstörungen, neurologische Ausfälle (bei Alkoholikern) oder Muskelschwäche werden als mögliche Symptome eines Mangels genannt. In natürlicher Form ist Vitamin B6 in Fleisch, Fisch, Hülsenfrüchten, Nüssen, Kartoffeln und Vollkornerzeugnissen enthalten.
- **Vitamin B9** (bekannt unter dem Namen Folsäure) ist vor allem in grünem Gemüse (Brokkoli, Spinat, grüne Bohnen) und in Vollkornprodukten enthalten. Allerdings ist zu beachten, dass der Folsäuregehalt dieser Nahrungsmittel durch lange Lagerung oder langes Erhitzen deutlich herabgesetzt wird. Folsäure reguliert und kontrolliert die im Körper natürlich vorkommende Aminosäure Homocystein. Wenn jedoch der Homocysteinspiegel zu hoch ist – zum Beispiel aufgrund eines

Folsäuremangels – dann steigt das Risiko für das Auftreten einer Arterienverkalkung, aber auch einer Nervenschädigung.

- **Vitamin B12** (Cobalamin) kommt fast nur in tierischen Nahrungsmitteln vor – in Fleisch (Innereien), Fisch, Milchprodukten und Eiern. Eine Schwäche oder Lähmung von Muskeln, Gedächtnis- und Konzentrationsstörungen sowie Schwindel können auf einen Mangel hinweisen.

(Quelle: „Mikronährstoff-Coach", siehe Literaturverzeichnis)

Wer sich nun mit den genannten Vitamin-B-reichen Nahrungsmitteln ernährt, macht schon vieles richtig, sollte sich jedoch bewusst sein, dass diese Maßnahme für die effektive Behandlung einer Polyneuropathie nicht ausreichend ist. Für therapeutische Zwecke muss man schon gezielter vorgehen. Wie das im Konkreten aussieht, schildert **Prof. Dr. Harald Stossier** im folgenden Interview. Er leitet die Medizinische Abteilung von VIVAMAYR in Maria Wörth in Kärnten und ist Präsident der Ärzteplattform für Orthomolekulare Medizin – eine Ausbildungsreihe, die Ärzten die therapeutische Anwendung von Vitaminen, Spurenelementen, Mineralstoffen und anderen Mikronährstoffen vermittelt (www.dieplattform.info).

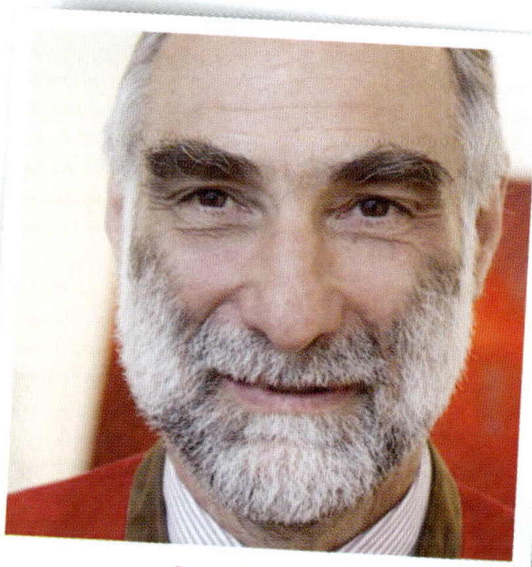

Prof. Dr. Harald Stossier

Interview: Welche Rolle spielen Vitamine bei der Vorbeugung und Therapie von Polyneuropathie?

Herr Prof. Stossier, macht es Sinn, die für die Nerven wichtigen B-Vitamine zusätzlich zu einer vitaminreichen Ernährung zuzuführen?

Prof. Stossier: Ja, das macht Sinn. Denn wir müssen davon ausgehen, dass bei Erkrankungen des Nervensystems der Bedarf an diesen Vitaminen deutlich höher ist als es die Normwerte vorsehen. Neben den B-Vitaminen ist auch die Alpha-Liponsäure wichtig. Das ist eine Fettsäure, die in Lebensmitteln wie Spinat, Brokkoli oder Tomaten enthalten ist. Und die vor allem die Symptome einer diabetischen Polyneuropathie verbessert, weil sie die Zuckerverwertung günstig beeinflusst und als Antioxidans wirkt. Das heißt, mit der Zufuhr dieser Mikronährstoffe sollte man nicht nur etwaige Mängel beheben, sondern sie ebenfalls als Therapeutikum einsetzen.

Wie stellt man denn einen Mangel fest? Durch einen Blutbefund?

Prof. Stossier: Ja. Dabei sollte man meiner Ansicht nach auch den Homocysteinwert bestimmen. Wenn dieser zu hoch ist, kann man zusätzlich darauf rückschließen, dass es an B-Vitaminen mangelt, sonst würde ja das Homocystein besser abgebaut werden.

Wie werden die nötigen Vitamine oder die Alpha-Liponsäure verabreicht?

Prof. Stossier: In höheren Dosen, als dies für die Behebung eines Mangels nötig wäre. Dafür eignen sich zum Beispiel Infusionen. Es ist beispielsweise möglich, unmittelbar (oder zumindest möglichst kurz) vor jeder Chemotherapie gegen Krebs eine Infusion mit Alpha-Liponsäure zu verabreichen. Diese wirkt vorsorglich, damit sich eine Polyneuropathie als Nebenwirkung dieser Medikamente erst gar nicht entwickeln kann. Auch medikamentöse Therapien bei anderen Erkrankungen wie etwa Diabetes kann man mit der Verabreichung von Mikronährstoffen sinnvoll begleiten, damit es durch die Arzneien zu keinen Mangelerscheinungen und somit zu keinen negativen Folgen für das Nervensystem kommt. Das sind Maßnahmen, die in das Gebiet der Orthomolekularen Medizin fallen und von entsprechend ausgebildeten Ärzten durchgeführt werden sollten.

Und wenn es Patienten auf eigene Faust versuchen und sich Nahrungsergänzungsmittel beschaffen?

Prof. Stossier: Dann tragen sie damit einiges zu einer guten Basisversorgung bei. Eine gezielte Therapie mit hoch dosierten Präparaten gehört jedoch in die Hand des Arztes. Wer sich Nahrungsergänzungsmittel besorgt, sollte außerdem auf eine hohe Produktqualität achten. Also Mittel wählen, die frei von Begleit- und Zusatzstoffen sind und ausschließlich

Reinsubstanzen enthalten. Denn Zusatzstoffe braucht der Körper nicht, er muss sie daher wieder ausscheiden und benötigt für diesen Vorgang womöglich die Hälfte der zugeführten Vitamine. Apotheker sowie Ärzte mit dem Zusatzdiplom für Orthomolekulare Medizin können Sie über Produkte mit Reinsubstanzen gewiss adäquat informieren.

Wie findet man solche Ärzte?

Prof. Stossier: Zum Beispiel im Internet, indem man nach den Fachgesellschaften für Orthomolekulare Medizin sucht – das ist jene Fachrichtung der Medizin, die sich mit der gezielten Therapie mit Vitaminen, Mineralstoffen und anderen Mikronährstoffen beschäftigt.

Eine Adressübersicht von Ärzten für Orthomolekulare Medizin in Österreich findet man zum Beispiel auf der Website der Österreichischen Gesellschaft für Orthomolekulare Medizin (ÖGOM – siehe www.oegom.at, Allgemeine Informationen).

Lokale Therapie

Lidocain

Lidocain findet häufigen Einsatz als Lokalanästhetikum. Es wird dabei unter die Haut in die Nähe der Nerven injiziert, kann jedoch auch in Form eines Gels auf die Oberfläche der Haut aufgetragen werden. Lidocain senkt die Erregbarkeit von Nervenzellen, indem es den Einstrom von Natrium und Kalium blockiert. Die meisten von uns kennen seine betäubende Wirkung von der Spritze beim Zahnarzt. Eine lokale Anwendung auf Haut und Schleimhaut führt zu einer Betäubung, die etwa eine Stunde lang anhält. Aufgrund der relativ kurzen Wirkzeit wird es kaum zur Behandlung von neuropathischen Schmerzen eingesetzt. Eine sinnvolle Anwendung hingegen stellt die Behandlung von quälenden Schmerzen im Rahmen einer Trigeminusneuralgie oder von Nervenschmerzen nach Herpes Zoster dar. Die Schmerzen in diesen Fällen sind eng umschrieben und betreffen häufig das Versorgungsgebiet des betroffenen Nerven auf der Haut. In höheren Dosen eingenommen, muss die mögliche Nebenwirkung von Herzrhythmusstörungen Berücksichtigung finden: Es kann zu einem sogenannten AV-Block 1 kommen.

Capsaicin

Jeder kennt aus eigener Erfahrung die Schärfe von Chili auf der Zunge. Wussten Sie, dass sich diese Schärfe auch verwenden lässt, um chronische, neuropathische Schmerzen der Haut zu behandeln? Der Wirkstoff Capsaicin wird aus der Chilischote isoliert und ist in der Apotheke als Salbe oder Pflaster erhältlich. Sie wird an den schmerzenden Stellen aufgetragen bzw. aufgeklebt. Die starke Konzentration des Wirkstoffes reizt die feinen Verzweigungen von jenen speziellen Nervenenden unter der Haut, welche normalerweise Hitze, Schmerzen und bestimmte chemische Reize an das Gehirn melden. Sie stellen daraufhin ihre Funktion ein, was den Schmerz unterbindet; die behandelten Körperteile werden gegen weitere Schmerzreize unempfindlich. Die Wirkung hält etwa zwei Monate an. Dann erholen sich die kleinen Nervenfasern wieder und die Behandlung muss wiederholt werden.

Die Nebenwirkung liegt in einer lokalen Reizung der Haut. An der behandelten Stelle kommt es während und kurz nach der Anwendung zu einer Rötung infolge der erhöhten Durchblutung und eventuell unangenehmem Hautbrennen, was jedoch nach kurzer Zeit vorübergeht. Auch eine Allergie kann auftreten.

Doch Vorsicht: Eine „Chilisalbe“ oder ein „Chilipflaster“ darf nicht auf offene Stellen oder Wunden aufgetragen werden! Auch muss vermieden werden, sich nach der Berührung des Wirkstoffes mit den Fingern an die Augen zu

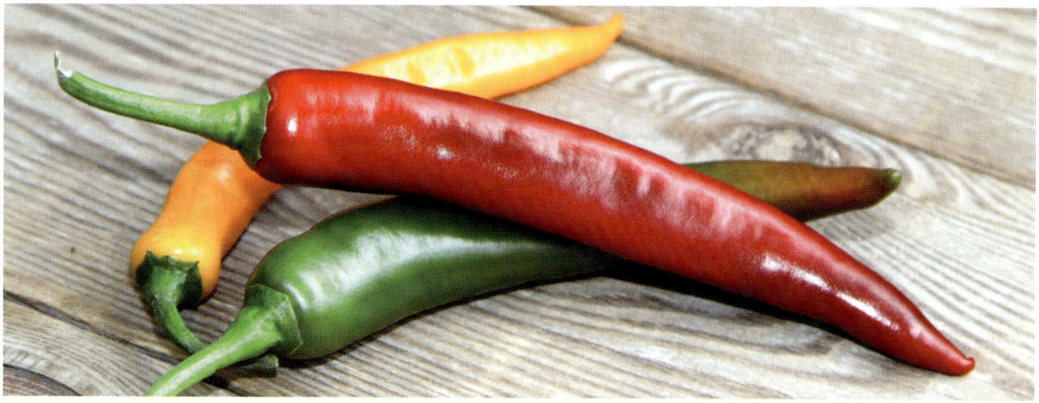

fassen – das könnte nämlich höllisch brennen. Daher sollte der behandelnde Arzt das Pflaster auf die betroffenen Stellen aufkleben, vor allem, wenn es sich um Patienten mit diabetischer Polyneuropathie handelt. Bei ihnen besteht nämlich die Gefahr, dass sie aufgrund der verminderten Schmerzwahrnehmung kleinere Wunden und offene Stellen gar nicht oder nicht rechtzeitig bemerken.

Isosorbiddinitrat-Spray

Die Substanz ist bekannt aus der Kardiologie und wird zur Behandlung von Angina pectoris bzw. der Koronarsklerose eingesetzt. Ein neuer Ansatz ist, den Wirkstoff mittels Spray abends vor dem Schlafengehen auf die durch Polyneuropathie schmerzenden Füße zu sprühen. Das Medikament führt zu einer Erweiterung der Blutgefäße. Es soll auch die neuropathischen Schmerzen lindern können, ist aber für diese Indikation noch nicht zugelassen, kann also nur „off-label“ (= außerhalb des von der Arzneimittelbehörde zugelassenen Anwendungsgebietes) vom Arzt verordnet werden.

Phytotherapie – Pflanzliche Hilfe

Die Behandlung von Beschwerden und Krankheiten mit Hilfe von Heilpflanzen wird in der Fachsprache als Phytotherapie bezeichnet (aus dem Griechischen: *phyton* = die Pflanze). Die in der Phytotherapie verwendeten Heilpflanzen bzw. deren Zubereitungen werden demnach Phytopharmaka oder Phytotherapeutika genannt. Die Pflanzenheilkunde zählt wohl zu den ältesten medizinischen Therapien überhaupt. Sie wird seit Menschengedenken auf allen Kontinenten angewendet und erfreut sich auch in unseren Breiten einer ungebrochenen Beliebtheit. Darum wollen wir der Frage nachgehen: Hat die Pflanzenheilkunde auch für die Behandlung der Polyneuropathie etwas zu bieten? Ist sozusagen auch gegen diese neurologische Erkrankung ein Kraut gewachsen?

Um es vorwegzunehmen: Eine Heilpflanze, die als *das* Therapeutikum schlechthin bei einer Polyneuropathie gilt, gibt es nicht. Sehr wohl aber bietet die Pflanzenheilkunde wirksame Hilfen zur Linderung einzelner Symptome. Es sind aus diesem Blickwinkel also doch ein paar Kräuter gewachsen, wenn es darum geht, die Schmerzen zu lindern oder die depressive Stimmung zu verbessern, unter der chronisch Kranke häufig leiden.

Einige der für unser Thema bewährten Heilpflanzen möchten wir Ihnen nun vorstellen. Fachkundlich beraten wurden wir diesbezüglich von **Mag. pharm. Kornelia Seiwald**. Sie ist Apothekerin, Kräuterexpertin und Präsidentin der Salzburger Apothekerkammer.

Wenn wir im Folgenden das Mutterkraut, die Teufelskralle, das Johanniskraut und Co präsentieren, dann meinen wir damit die Darreichung in konzentrierter Form, also zum Beispiel das Mutterkraut als Kapsel, die Teufelskralle als Dragee oder das Johanniskraut in Tablettenform usw. Warum das so ist und was bei der Anwendung pflanzlicher Hilfsmittel noch zu beachten ist, versuchen wir im anschließenden Interview zu klären.

Pflanzliche Hoffnungsträgerin

Wir haben es bereits erwähnt: *das* Kraut gegen Polyneuropathie gibt es nicht. Daran könnte sich vielleicht in absehbarer Zukunft etwas ändern. Es gibt nämlich eine Pflanze aus der Familie der Korbblütler, die in der Therapie von Polyneuropathie zunehmend eine Rolle spielen könnte: das **Mutterkraut**. Diese Heilpflanze ist seit der Antike bekannt, sie wurde früher vor allem gegen Schmerzen bei der Geburt eingesetzt. Mutterkraut sieht der Kamille ähnlich (daher der Name „falsche Kamille“ oder „Mutterkamille“) und wurde in der Volksmedizin auch ähnlich wie die Kamille verwendet – gegen Bauchkrämpfe, Verdauungsstörungen und wie gesagt gegen Geburtsschmerzen. Vor einigen Jahrzehnten entdeckte man, dass das Mutterkraut bei Migräne – vorbeugend eingenommen – die Kopfschmerzen vermindern und Begleitsymptome wie Übelkeit oder Schwindel günstig beeinflussen kann. Jüngs-

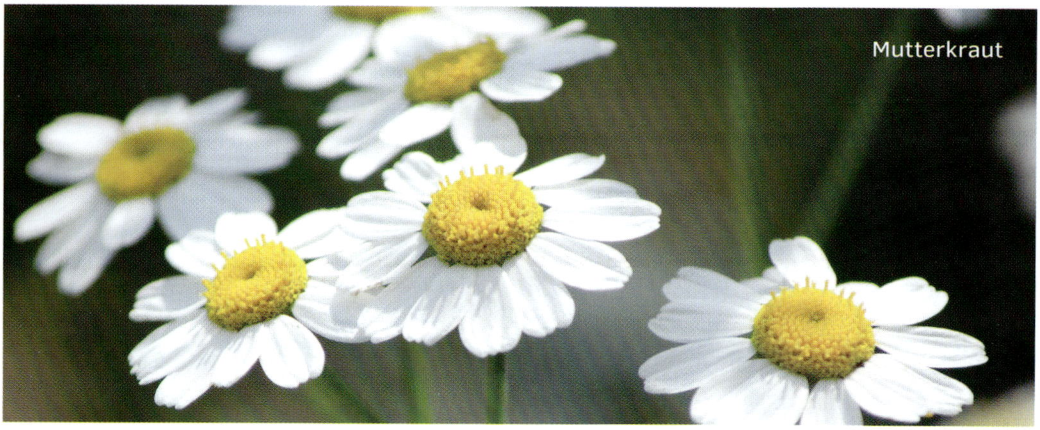
Mutterkraut

te Forschungen haben gezeigt, dass diese Pflanze auch auf das periphere Nervensystem wirkt: Sie fördert die Erholung geschädigter Nervenfasern, wie Tierversuche bewiesen haben. Allerdings bedarf es noch weiterer Forschungen, um mehr über die Wirkung des Mutterkrauts auf das periphere Nervensystem in Erfahrung zu bringen.

Schmerzen lindern

Seit jeher werden Heilpflanzen verwendet, um einen besonders unangenehmen Begleiter von Erkrankungen und Verletzungen zu lindern bzw. zu bekämpfen. Gemeint sind Schmerzen, deren Behandlung auch in der modernen, chemisch basierten Pharmakologie eine ganz wesentliche Rolle spielt.

Die Pflanzenheilkunde bietet eine ganze Palette an schmerzstillenden Mitteln. Einige davon können auch gegen neuropathische Schmerzen eingesetzt werden. Da ist zum Beispiel der **Weihrauch** zu nennen. Mit dem an der Luft getrockneten Harz des Weihrauchbaumes kann man nicht nur im Wohnbereich für einen guten Duft sorgen, indem man ihn in einem speziellen Weihrauchgefäß verbrennt. Weihrauch besitzt auch schmerzstillende und entzündungshemmende Inhaltsstoffe (wie etwa Boswelliasäuren). Diese werden aber nicht über die Nase aufgenommen, sondern sie finden in standardisierten Präparaten (Nahrungsergänzungsmitteln) Anwendung bei Gelenksschmerzen (vor allem bei Schmerzen der Finger- und Handgelenke) und auch bei entzündlichen Darmerkrankungen.

Schmerzstillende, entzündungshemmende und zugleich fiebersenkende Wirkung weist auch die **Weidenrinde** auf. Sowohl der Tee als auch Präparate mit dem Extrakt aus der Silber- und der Purpurweide können verwendet werden. Einer ihrer Wirkstoffe ist die bekannte Salicylsäure, die ja Ausgangsmaterial für die synthetisch hergestellte Acetylsalicylsäure (Aspirin) ist. So wie das chemische Pendant kann auch das Phytotherapeutikum den Magen belasten. Also ist eine längerfristige Anwendung sehr genau abzuwägen.

In den Savannen Südafrikas wächst die sogenannte **Teufelskralle**. Ihre Wurzel besitzt ebenfalls entzündungshemmende sowie leicht schmerzstillende Wirkung (sie hemmt die Ausschüttung von Schmerzbotenstoffen). Die Wirkung stellt sich allerdings erst nach mehrwöchiger Anwendung ein, die Teufelskralle ist somit kein Mittel gegen akute Schmerzen. Sie wird bei Gelenks- und Rückenschmerzen eingesetzt.

Die Pflanzen- und Kräuterheilkunde bietet noch eine Reihe von anderen Mitteln, wie Extrakte aus der **Goldrute** oder der **Zitterpappelrinde,** die sich in der Schmerztherapie bewährt haben. Sprechen Sie mit Ihrem behandelnden Arzt über die Möglichkeiten, die die Pflanzenheilkunde zur Schmerzbekämpfung bietet. Informieren Sie ihn auch über diejenigen Präparate, die Sie zur Linderung Ihrer Schmerzen verwenden, um Wechselwirkungen mit anderen Medikamenten zu vermeiden!

Äußerliche Anwendungen

Wie bereits zuvor erwähnt, hat sich in der Schmerztherapie auch der Wirkstoff **Capsaicin** bewährt, der aus der Chilischote gewonnen wird (siehe Seite 106).

Ebenso werden **Schmerzöle**, die Extrakte aus Heilpflanzen – wie **Eisenhut** oder **Kampfer** – enthalten, zur äußerlichen Behandlung von Muskel- und Gelenksschmerzen eingesetzt.

Den Schlaf fördern, die Depression lindern

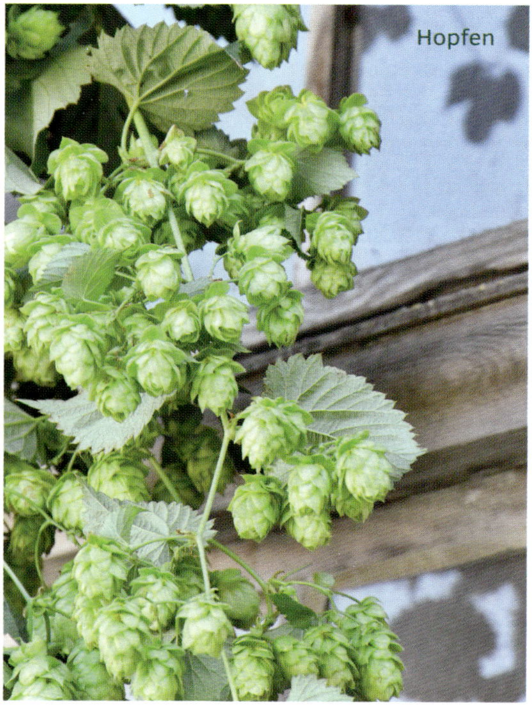
Hopfen

Viele Polyneuropathie-Patienten leiden unter Schlafstörungen, nicht zuletzt aufgrund der Schmerzen in den Füßen oder in den Beinen, oder aufgrund einer depressiven Verstimmung.

Im Falle von Schlafstörungen kann die Anwendung der bewährten Heilpflanzen **Baldrian**, **Hopfen**, **Melisse** oder **Lavendel** die Entspannung unterstützen und dadurch einen guten Boden für erholsamen Schlaf bereiten. Eventuell kombiniert man diese Heilpflanzen mit dem Schlafhormon **Melatonin**.

Bei depressiven Verstimmungen kann man die bewährte Heilkraft des **Johanniskrauts** nützen: Es besitzt stimmungsaufhellende Wirkung und wird beispielsweise als Tee verabreicht.

Johanniskraut ist aber auch in Form von Kapseln und Dragees verfügbar. Die entsprechenden Präparate helfen bei leichteren und milden depressiven Verstimmungen. Sie sollten am besten nach Rücksprache mit dem behandelnden Arzt eingenommen werden, auch in Hinblick auf mögliche Neben- und Wechselwirkungen.

Bei leichteren depressiven Verstimmungen kommt auch die afrikanische Schwarzbohne namens **Griffonia** zum Einsatz. Griffonia enthält den Wirkstoff 5-Hydroxytryptophan (5-HTP), das ist eine Vorstufe des „Glückshormons" Serotonin, das für eine positive Stimmung verantwortlich ist. Griffonia verfügt auch über angstlösende und schlaffördernde Eigenschaften.

Interview: Was gilt es beim Einsatz von Heilpflanzen zu beachten?

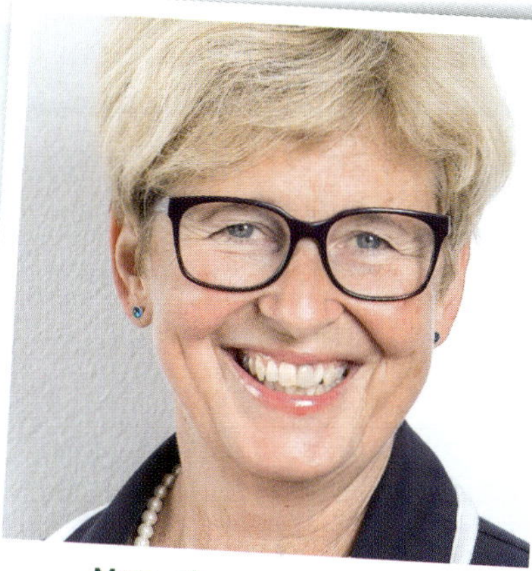

Mag. pharm. Kornelia Seiwald

Frau Mag. Seiwald, wenn jemand versuchen möchte, mit einem pflanzlichen Präparat die Beschwerden einer Polyneuropathie zu lindern: Was ist dabei grundsätzlich zu beachten?

Mag. Seiwald: Ich halte es für besonders wichtig, dass man sich nach guter Beratung durch den behandelnden Arzt oder den Apotheker für ein bestimmtes Präparat entscheidet und dieses auch konsequent so einnimmt wie vorgesehen. So merkt man nach einiger Zeit, ob die gewünschte Wirkung eintritt oder nicht. Manchmal dauert es einige Wochen, bis eine Heilpflanze ihre Wirkung entfaltet, so ist es etwa bei der genannten Teufelskralle. Ich halte nichts davon, wahllos mehrere Präparate gleichzeitig auszuprobieren, in der Hoffnung, dass eines dabei ist, das Wirkung zeigt – vielleicht angeregt durch Werbeeinschaltungen in den Medien oder im Internet. Eine zielgerichtete Behandlung mit einem sorgfältig ausgewählten Phytotherapeutikum ist sicherlich erfolgreicher.

Sind Heilpflanzen für einen längerfristigen oder gar dauerhaften Gebrauch geeignet? Oder sollte man mit der Einnahme auch einmal pausieren?

Mag. Seiwald: Grundsätzlich gilt bei der Einnahme von Heilpflanzen – egal ob in Form eines Tees oder in Form von Fertigpräparaten –, dass die Einnahme entweder wie bei einer Kur über einen bestimmten Zeitraum oder beim Vorliegen bestimmter Symptome bis zu deren Abklingen verwendet werden soll. Wenn man die Heilkraft der Pflanzen ernst nimmt, verwendet man sie nicht unkritisch über einen längeren Zeitraum. Es gibt aber auch Ausnahmen.

Warum empfehlen Sie, Phytotherapeutika in konzentrierter Form einzunehmen, etwa in Form von Kapseln, Dragees oder Tinkturen? Einen Tee – etwa mit Weidenrinde – zuzubereiten und zu trinken ist ja ein angenehmes Ritual, es stärkt darüber hinaus die Eigeninitiative des Patienten, wenn er sich sozusagen die Arznei selbst zubereitet.

Mag. Seiwald: Das stimmt schon, die Zubereitung eines Tees hat auch aus psychologischer Sicht einen positiven Effekt. Aber in den standardisierten Präparaten ist der gewünschte Wirkstoff in genau jener Dosis konzentriert enthalten, der auf dem Produkt angegeben ist. Sie können sich zum Beispiel darauf verlassen, dass 100 Milligramm pulverisierte Weidenrinde je Kapsel enthalten sind, wenn es so auf der Packung steht, und davon müssen Sie eine oder zwei pro Tag einnehmen, damit die gewünschte Wirkung eintritt. Wenn Sie dieselbe Dosis als Tee konsumieren möchten, wissen Sie nicht, wie viel von dem Wirkstoff in der Tasse Tee enthalten sind, die Sie zubereitet haben. Und wenn Sie es einigermaßen abschätzen können, dann müssen Sie womöglich enorme Mengen trinken, um die erwünschte Dosis zu erreichen.

Wie sieht es mit Nebenwirkungen von Heilpflanzen aus? Gibt es solche oder sind diese zu vernachlässigen?

Mag. Seiwald: Die gibt es natürlich. Heilpflanzen können nicht nur erwünschte, sondern auch unerwünschte Wirkungen aufweisen. Ich denke etwa an das Johanniskraut, das gegen depressive Verstimmung angewendet wird, das aber auch die Empfindlichkeit gegenüber Sonnenlicht erhöht – was vor allem hellhäutige Menschen beachten sollten – und das vor allem Abbauenzyme in der Leber aktiviert, was Einfluss auf andere Medikamente haben kann. Oder die genannte Weidenrinde, die den Magen belasten kann. Darum gehört eine zielgerichtete Phytotherapie in professionelle Hände.

Nichtmedikamentöse Therapien

Physikalische Therapie

Die physikalischen Therapiemöglichkeiten bestehen in einer mechanischen, thermischen oder elektrischen Stimulation von Haut und Nerven, um eine Besserung von neuropathischen Beschwerden zu erzielen.

Physikalische Medizin hat eine Vielzahl an Möglichkeiten und richtet sich ganz konkret nach den individuellen Einschränkungen und Fähigkeiten des Patienten: In einem frühen Stadium kann man dafür sorgen, dass die Muskelaktivität erhalten bleibt und in späteren Stadien wieder hervorgelockt wird. Elektrotherapie, Bewegung, auch Massagen, also jede Art der Stimulation, spielen da eine wichtige Rolle. Auch Stoßwellentherapie zeigt Erfolge in der Polyneuropathie-Behandlung, da wird gerade viel geforscht. Fachärzte für Physikalische Medizin und allgemeine Rehabilitation arbeiten im Idealfall vom ersten Moment an mit Neurologen und Internisten zusammen. Das Ziel ist, zu dem für den Patienten am besten passenden und wirkungsvollsten Mix an Maßnahmen zu gelangen.

- **Bürstenmassagen nach Kneipp**
  Um die trotz Polyneuropathie noch vorhandene Wahrnehmung möglichst optimal zu stimulieren, empfiehlt es sich, die Haut mechanisch zu aktivieren. Dazu kann die traditionelle Bürstenmassage der Haut an den Extremitäten nach Pfarrer Kneipp beitragen.

- **Wasseranwendungen nach Kneipp**
  Haben Sie noch den Patienten aus den Anfangskapiteln in Erinnerung, der sein gestörtes Temperaturempfinden in den Extremitäten durch regelmäßige Saunabesuche zu verbessern versucht? – Das ist eine relativ

einfache und effektive Reiztherapie, um die Durchblutung zu fördern. Den heilsamen Wechsel von „heiß" und „kalt" kann man auch zu Hause in der Dusche oder Badewanne durchführen. Etwa in Form der Wasseranwendungen nach Pfarrer Kneipp (z. B. der **Schenkelguss**), die immer mit warmem Wasser beginnen und mit kaltem Wasser enden sollten.

- **Elektrotherapie**
  In der Behandlung von Polyneuropathie gewinnt die gezielte Anwendung von elektrischem Strom bzw. die Elektrostimulation zunehmend an Bedeutung. Folgende Möglichkeiten stehen zur Verfügung:
  - **Zellenbäder**
    Bei den sogenannten Galvanischen Bädern werden Arme und/oder Beine in Wannen mit Wasser getaucht. Das Wasser wird von therapeutischem Gleichstrom durchflutet. Dies lindert die Schmerzen und verbessert auch die Durchblutung. Wenn nur die Arme oder nur die Beine in die Wannen getaucht werden, spricht man vom **Zweizellenbad**. Werden alle vier Extremitäten gleichzeitig eingetaucht, handelt es sich um ein **Vierzellenbad**. Solche Zellenbäder werden vor allem in Rehabilitationseinrichtungen durchgeführt.
  - **Transkutane elektrische Nervenstimulation (TENS)**
    Bei dieser Maßnahme werden Elektroden in der Nähe der schmerzenden Körperstellen angelegt und elektrische Impulse über die Haut an die schmerzleitenden Nervenfasern abgegeben. Dies wird meist als Kribbeln in der Haut wahrgenommen. Das Ziel der Therapie besteht darin, dass durch diese Impulse die körpereigenen Substanzen zur Schmerzlinderung (zum Beispiel Serotonin oder die Endorphine) freigesetzt werden, damit sich die Schmerzweiterleitung über die Nervenbahnen zum Gehirn vermindert. Damit sinkt die Schmerzschwelle. Diese Form der Elektrotherapie kann auch zu Hause angewendet werden, nach entsprechender Einschulung und mit Hilfe von Leihgeräten.
  - **Hochtontherapie**
    Ähnlich verhält es sich mit der sogenannten Hochtontherapie, auch als HighTone power therapy (HiToP) bekannt. Auch sie ist als Heimtherapie mit eigenen oder Leihgeräten möglich. Dabei werden die

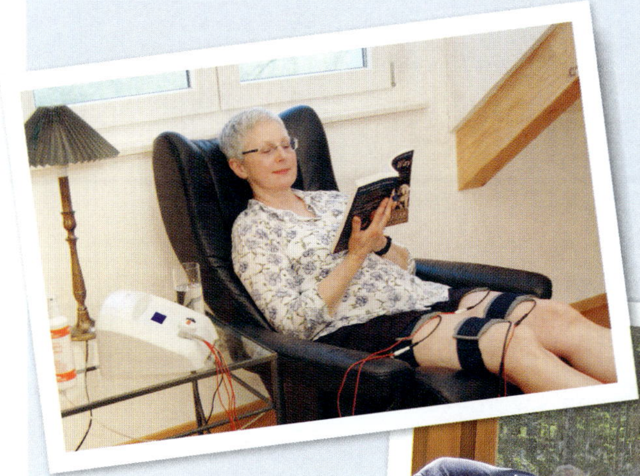

Beispiele für Hochtontherapie an Armen oder Beinen

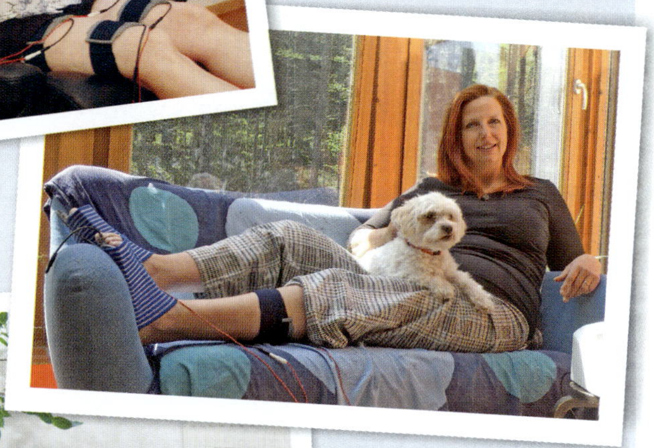

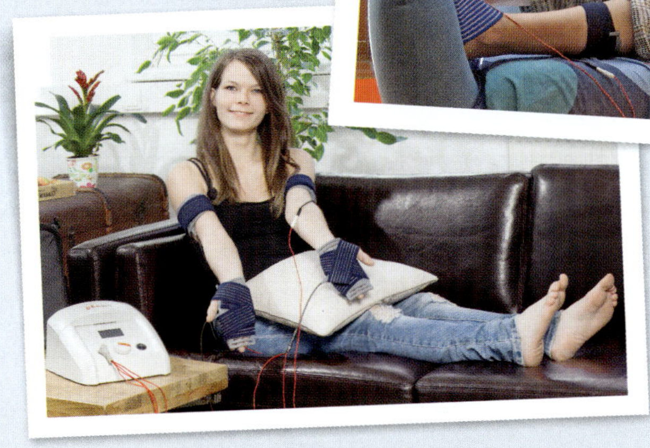

Elektroden an den Fußsohlen, Waden, Oberschenkeln oder Armen angelegt und variierende Wechselströme im Hochtonfrequenzbereich verabreicht. Dies wird als angenehmes Kribbeln empfunden und Stoffwechsel sowie Durchblutung werden angeregt.

Wir haben **Primar Dr. Peter Biowski**, Facharzt für Physikalische Medizin und allgemeine Rehabilitation in Wien, zur Elektrotherapie befragt.

Interview:
Wie wirken Elektrotherapien bei Polyneuropathie?

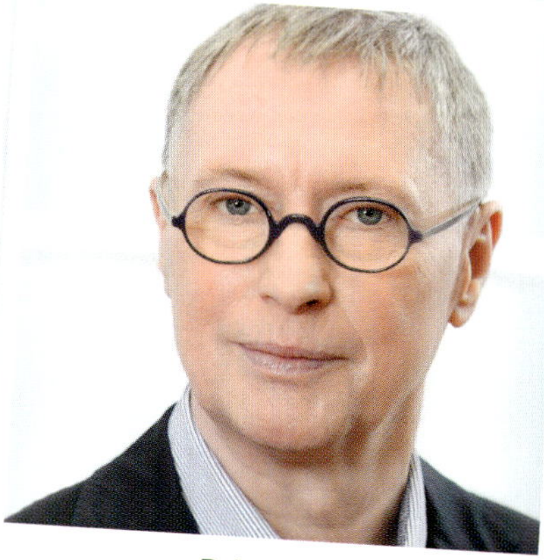

Prim. Dr. Peter Biowski

Die Elektrotherapie als ein Bereich der Physikalischen Medizin kennt mehrere Behandlungsmöglichkeiten für Polyneuropathie. Was spricht für eine Elektrotherapie?

Prim. Biowski: Vierzellenbäder verbessern die Durchblutung und reduzieren die Symptome, das Handling ist allerdings relativ aufwendig. Gleichstrom regt die Durchblutung an und stimuliert die Nerven. Jegliche Gleichstrombehandlung ist aber bei Metallen im Körper und Tätowierungen im durchströmten Bereich verboten, jede Art der Elektrotherapie ist bei elektronischen Implantaten verboten bzw. nur unter streng eingeschränkten Voraussetzungen durchführbar. TENS und andere Reizströme wirken bei Neuropathie nur die Symptome überdeckend.

Vorrangig empfehle ich zur Behandlung von Polyneuropathie die Hochtontherapie: Sie setzt direkt am Nervenstoffwechsel an und verbessert die Trophik – den Ernährungszustand – der Nervenzelle. Sie erreicht auch die afferenten („lauschenden“) Nervenfasern und lässt sich mit dem Hochtontherapiegerät HiToP® 191 einfach zu Hause anwenden.

Betroffene berichten, dass bei der Hochtontherapie Missempfindungen und Schmerzen gelindert werden oder ganz verschwinden und auch die Gangsicherheit besser wird. Gibt es dafür wissenschaftliche Belege?

Prim. Biowski: Mehrere Studien bestätigen die hohe Erfolgsrate, die bei der diabetischen Polyneuropathie bei ca. 75 Prozent liegt. Die Hochtontherapie wirkt sich bei Diabetikern auch positiv auf die Zuckerbilanz aus. Zudem konnte vor kurzem gezeigt werden, dass die Behandlung kleine Zellen in den Blutgefäßen zum Wiederaufbau anregt, der Fachausdruck dafür ist „Endothelreparatur“.

Sich selbst Strom anlegen, das wirkt auf den ersten Blick abschreckend. Gibt es Nebenwirkungen?

Prim. Biowski: Die Durchführung der Hochtontherapie ist ausgesprochen einfach und nebenwirkungsfrei. Dieser speziell modulierte Wechselstrom ist metallkompatibel und sehr angenehm. Eine häufige Nebenwirkung könnte allerdings sein, dass Sie während der Behandlung einschlafen... (schmunzelt).

Bei der Oberschenkelanlage arbeiten die Oberschenkelmuskeln ganz ordentlich. Vor kurzem hatte ich einen Anrufer, der nach drei Wochen der Anwendung gemerkt hat, dass er beim Skifahren mehr Kraft hat. Wer da am Anfang übertreibt, könnte einen Muskelkater bekommen.

Hilft die Oberschenkelanlage auch, wenn ich Missempfindungen in den Zehen habe?

Prim. Biowski: Ja, so wurde der Einsatz der Hochtontherapie für neuropathische Schmerzen und Missempfindungen überhaupt entdeckt: Die Therapie wurde zur Muskelkräftigung eingesetzt und den Patienten – es waren Diabetiker – ist aufgefallen: „Auf einmal geht es mir mit der Neuropathie in den Füßen auch besser..."

Dann wurden – übrigens in Österreich auf meine Anregung hin beginnend – die Anlagen Waden/Fußsohlen oder Oberarm/Handflächen mit der Intensität „bis zum Kribbeln" zusätzlich eingesetzt. Mittlerweile haben wir herausgefunden, dass da auch krampflösende Prozesse ablaufen, die nun bei spastisch gelähmten Kindern, Schlaganfall- oder Multiple-Sklerose-Patienten mit großem Erfolg eingesetzt werden.

Diabetes, Krämpfe, neuropathische Schmerzen, Taubheits- und Engegefühle: Das ist eine sehr große Bandbreite für die Hochtontherapie.

Prim. Biowski: Ja, auch CIPN, also Chemotherapie-induzierte Polyneuropathie, ist ein häufiges Einsatzgebiet, wo es gute Chancen auf ein komplettes Verschwinden der Symptome gibt. Hochtontherapie wirkt unabhängig davon, was die Polyneuropathie ausgelöst hat, und da sie ursächlich auf den Nervenstoffwechsel einwirkt, reduziert sie die individuell ja sehr verschiedenen Symptome.

Haben Sie einen abschließenden Tipp für Polyneuropathie-Betroffene?

Prim. Biowski: Viele Patienten müssen einen langen Irrweg bis zur effektiven Behandlung ihrer Polyneuropathie gehen. Die Hochtontherapie ist noch zu viel wenig bekannt. Auch Minus-Symptomen wie Taubheit und Verlust der Lagewahrnehmung lässt sich damit gut entgegenwirken. Wichtig ist, geduldig zu sein und sich Zeit für die regelmäßige Durchführung der Therapie zu nehmen. Die tägliche Behandlungsdauer beträgt eine Stunde.

Physiotherapie

Der Physiotherapie – in früheren Zeiten ganz einfach Krankengymnastik genannt – kommt in der Therapie der Polyneuropathie eine entscheidende Rolle zu. Worum geht es in der Physiotherapie?

Im Falle der Polyneuropathie ist die Übertragung der sensiblen Nervenimpulse gestört. In der Folge kommt es häufig zum Auftreten von Störungen des Gleichgewichtes, weil Betroffene die Lage ihrer Beine im Raum und den Druck des Bodens unter den Fußsohlen nur mehr eingeschränkt wahrnehmen. Dies stört die ständigen kleinen muskulären Ausgleichsbewegungen, die uns beim Stehen und Gehen in aufrechter Position halten. Das Gehen ist dann insbesondere in der Dunkelheit beeinträchtigt, weil die Gleichgewichtsstörung nicht mehr durch den Sehsinn kompensiert werden kann.

Hier hilft ein **gezieltes Gang- und Gleichgewichtstraining**, um die Gangsicherheit zu erhöhen und um bewusster zu gehen. Ein **Sensibilitätstraining**, zum Beispiel mit dem Igelball (einem kleinen Ball, von dem in allen Richtungen Noppen abstehen) oder eine gezielte Stimulation durch Berührungen und Massagen verbessern die Wahrnehmung.

Ein weiterer, ganz wichtiger Faktor ist der Muskelschwund. Diese Atrophie der Muskeln ist einerseits Folge von vermindertem Gehen und eingeschränkter Bewegung: Muskeln brauchen die ständige Stimulation durch Aktivität, sonst verkümmern sie. Andererseits kommen weniger und schwächere Ner-

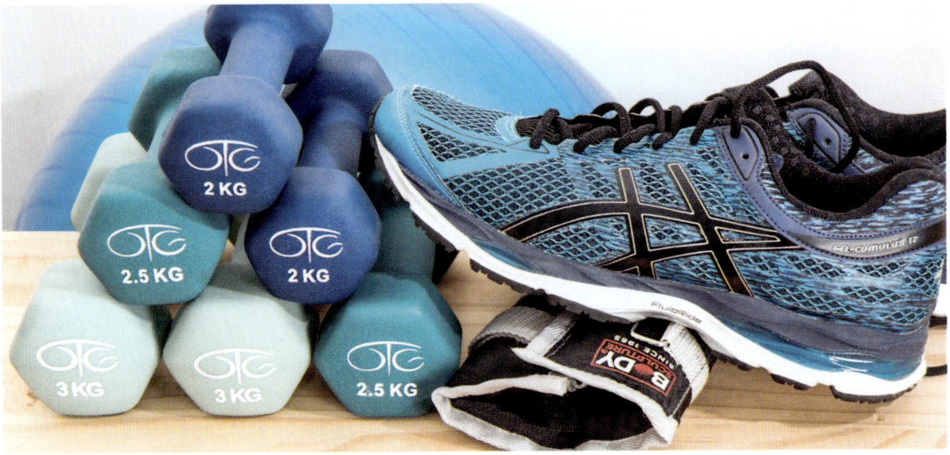

venimpulse bei den Muskelzellen an – auch in diesem Fall erhalten die Muskeln zu wenige Impulse als Wachstumsreiz.

Die Folgen: Eine schwächere Muskulatur macht das Gehen noch unsicherer und erhöht die Sturzgefahr. Die gute Nachricht: Muskeln lassen sich bis ins höchste Alter trainieren. Den besten Beweis dafür liefern jene Bodybuilder, die noch in ihren Achtzigern ein Muskelaufbautraining durchführen. Das bedeutet in unserem Fall, dass Patienten durch ein gezieltes – leichtes – **Muskeltraining** ihre Gangsicherheit deutlich verbessern können und durch eine stärkere Muskulatur lange mobil bleiben und Stürzen vorbeugen. Als Nebeneffekt steigt durch **Krafttraining** auch die Knochendichte.

So wie jeder Mensch ein gezieltes Krafttraining absolvieren sollte, so sollte auch jeder Polyneuropathie-Patient ein Muskeltraining unter Anleitung von Physiotherapeuten durchführen.

Ergotherapie

Die Ergotherapie als noch relativ junge Therapie hat sich erst Mitte des letzten Jahrhunderts entwickelt. Das griechische Wort *ergon* steht für „Tätigkeit", „Arbeit" oder „Handlung". Es geht dabei darum, die Fähigkeiten bei der Verrichtung von Alltagstätigkeiten zu verbessern, welche durch eine Störung der Motorik, der Koordination und auch der Sensibilität der Haut beeinträchtigt sind. Die Störungen wirken sich nämlich auf alltägliche Tätigkeiten wie Essen und Trinken, das Ankleiden oder die Zubereitung einer

Mahlzeit aus. Die Ergotherapeuten setzen eine Reihe von Übungen ein, um die Wahrnehmung, die Feinmotorik, die Koordination, aber auch das Gleichgewicht zu schulen. Ziel ist es, trotz der Einschränkung durch vorhandene Nervenschäden möglichst gut im Alltag zurechtzukommen.

Orthopädische Behandlung

Häufig führt eine beeinträchtigte Sensibilität und Motorik zu orthopädischen Problemen. Fehlbelastungen durch unsicheres Gehen, ein eingebrochenes Fußbett als Folge von Muskelschwund, Kreuzschmerzen durch ständige falsche Belastung der Wirbelsäule – all das kann die ohnehin bereits erschwerte Koordination und Mobilität noch weiter stören.

Häufig leiden Patienten oft an mehr als einer Erkrankung. Eine Gangunsicherheit kann zusätzlich zur Polyneuropathie auch durch eine instabile Wirbelsäule oder einen Bandscheibenvorfall bedingt sein. Manche genetisch bedingten Polyneuropathien führen zudem zu Fehlstellungen der Füße.

In all diesen Fällen sollte ein Orthopäde hinzugezogen werden, um einen Weg zu finden, diese Beschwerden zu lindern. Orthopädische Hilfsmittel sind zum Beispiel Peroneusschienen, die den Vorfuß mechanisch nach oben heben und sicheres Gehen ermöglichen, aber auch Gehstützen oder Spezialschuhe, um ein Umkippen von instabilen Fußgelenken zu vermeiden.

Psychotherapie und Entspannungstraining

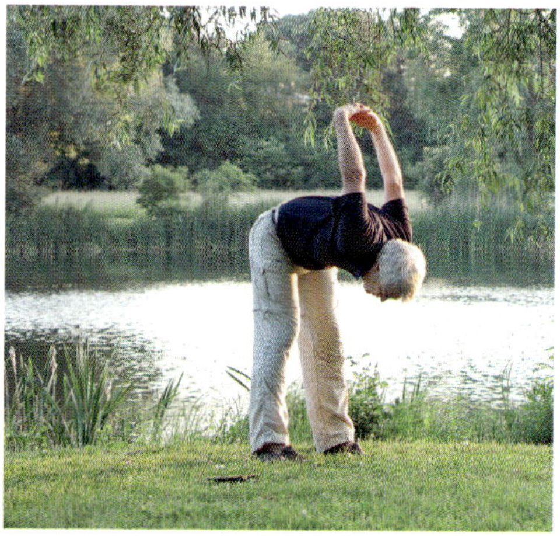

Die Arbeit mit der Psyche sollte als ergänzende Maßnahme bei chronischen Schmerzen immer in Erwägung gezogen werden. Warum eigentlich? Einerseits führen chronische Schmerzen häufig zu Depressionen, Schlafstörungen und Ängsten. In diesen Fällen kann die Arbeit mit der Seele dazu beitragen, die Krankheit und die Schmerzen besser zu bewältigen, also besser mit der Belastung umzugehen. Andererseits verstärken seelische Probleme und Depressionen auch die Schmerzempfindung selbst. Durch eine Erleichterung des seelischen Drucks lassen oft auch chronische Schmerzen nach. Die psychotherapeutischen Möglichkeiten behandeln wir im Kapitel 7 etwas ausführlicher.

Auch ein regelmäßiges Entspannungstraining kann helfen, Ängste zu reduzieren und eine innere Anspannung zu bessern. Deshalb stellt das Erlernen und Üben einer Entspannungsmethode eine wichtige Ergänzung der Therapie bei chronischen Schmerzen dar. Einfach zu erlernen sind Methoden wie die Progressive Muskelentspannung nach Jacobson oder Autogenes Training. Doch auch Methoden aus dem fernen Osten wie Yoga oder Meditation wirken nachweislich lindernd bei chronischen Schmerzen, wie Sie im Kapitel 7 über Entspannungstrainings nachlesen können.

Musik als Schmerztherapie

Seit alters her wird Musik als Heilmittel eingesetzt. Ja, in der griechischen Antike waren Medizin, Religion und Musik sogar eine Einheit. Musik beeinflusst nämlich den ganzen Menschen, wirkt auf Körper, Geist und Seele gleichermaßen. Forschungen der letzten Jahre und Jahrzehnte haben eindrucksvoll gezeigt, dass der gezielte therapeutische Einsatz von Musik die Stimmung verbessert, Stress und Schmerzen reduziert, Ängste und Depressionen lindert, die Konzentration verbessert und dergleichen mehr. Musik wird dabei vor allem als Zusatztherapie zu verschiedenen schulmedizinischen Behandlungsformen eingesetzt.

Auch im Krankenhaus. Dort ist es vor allem die sogenannte rezeptive Musiktherapie, also das bewusste Hören von Musik über Kopfhörer, die zur Linderung von Schmerzen oder zum Stressabbau während des Spitalsaufenthaltes herangezogen wird. Durch das regelmäßige Hören von Musik – eventuell in Kombination mit geführten meditativen Anleitungen – kann in vielen Fällen eine deutliche Reduktion von Medikamenten erzielt werden.

Wir haben bei Schmerzforscher **Univ.-Prof. Dr. Günther Bernatzky** nachgefragt, ob Musik auch als Therapie bei Polyneuropathie eingesetzt werden kann. Der Biologe und Past-Präsident der Österreichischen Schmerzgesellschaft lehrt an der Universität Salzburg, leitet verschiedene Forschungsprojekte und ist Autor zahlreicher Publikationen zum Thema Schmerz sowie Produzent von therapeutischen Musik-CDs zur Schmerzlinderung.

Interview: Wie kann Musik bei Polyneuropathie helfen?

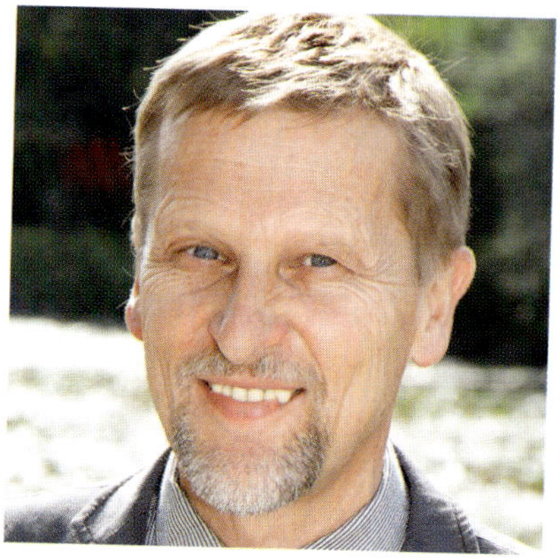

Univ.-Prof. Dr. Günther Bernatzky

Herr Prof. Bernatzky, Musik zählt zu den ältesten Heilmitteln der Menschheit, sie wird seit einigen Jahren erfolgreich zur unterstützenden Behandlung von Schmerzen eingesetzt und intensiv beforscht. Inwiefern hilft Musik auch bei Polyneuropathie?

Prof. Bernatzky: Polyneuropathie-Patienten leiden ja nicht nur unter neurologischen Symptomen, sie haben auch Sorgen, Ängste, machen sich Gedanken darüber, wie es mit der Erkrankung weitergeht. Sie leiden unter Depressionen, unter Schlafmangel usw. Allesamt Faktoren, die für eine erfolgreiche Bewältigung der Erkrankung nicht gerade förderlich sind. Da kann Musik sehr hilfreich eingesetzt werden, denn Musik baut nachweislich Stress ab, fördert die Entspannung, weil sie auch eine meditative Komponente aufweist. Und nicht zuletzt: Der Einsatz von Musik ist weniger anspruchsvoll als das Erlernen von Entspannungstechniken wie Yoga oder das Autogene Training.

Mit Musik meinen Sie das Hören von Musik, das aktive Musizieren, das Singen oder gar Tanzen?

Prof. Bernatzky: Wie gesagt: In unserem Zusammenhang geht es in erster Linie um Entspannung, um Stressabbau, um einen erholsamen Schlaf. Für diese Zwecke halte ich das Hören von Instrumentalmusik für eine besonders effektive Methode. Die Musik im von mir entwickelten Musikament® ist so gehalten, dass man sie nicht auswendig lernen kann, sie macht eher neugierig, wie es weitergeht. Sie regt nicht an und sie regt nicht auf. Meditative Texte bzw. geführte Anleitungen können die Wirkung der Musik unterstützen. Diese Musik hört man am besten am Abend im Bett über Kopfhörer, sozusagen als Schlussakkord des Tages.

Welche Wirkungen ergeben sich dadurch?

Prof. Bernatzky: Entspannungsfördernde Musik wirkt auf das Gefühlszentrum im Gehirn, das limbische System. Dadurch wird eine positive Stimmung erzeugt, negative Gedanken verflüchtigen sich. Glückshormone wie Endorphine oder Serotonin werden ausgeschüttet, Stresshormone wie Kortisol werden abgebaut und – was ganz wichtig ist – die gesamte Muskulatur entspannt, wodurch das Einschlafen gefördert wird.

In diesem Fall wirkt Musik praktisch wie ein Medikament, das man am Abend einnimmt?

Prof. Bernatzky: Ja, Musik ist ein Medikament. Daher verwende ich auch den Begriff „Musikament". Und so wie ein Medikament sollte man auch die für die jeweilige Person richtige Musik in einer gewissen Regelmäßgkeit einsetzen, auch in der richtigen Dosis.

Kann man sie auch über- bwz. falsch dosieren?

Prof. Bernatzky: Ja, wenn man sie zu laut oder zu leise hört, oder zu lange, oder wenn die Musik aufregt. Dann kann das zu einer Stressbelastung führen, dann wird sich keine Entspannung einstellen.

Sie haben mit anderen Experten mehrere CDs produziert, etwa mit Musik zur Entspannung für Schmerzpatienten. Wie bzw. wo finden Polyneuropathie-Patienten auch andere Musik für ihre Zwecke?

Prof. Bernatzky: Viele Patienten haben gewisse musikalische Vorlieben. Sie wissen zum Beispiel, dass sie bei Klavierkonzerten von Mozart oder bei Violinsonaten von Bach recht gut entspannen und einschlafen können. Außerdem kann man sich in puncto Musiktherapie beim Hausarzt oder beim behandelnden Neurologen beraten lassen.

Bleibt noch die Frage: Kann man Nerven bzw. deren Funktion überhaupt trainieren – so wie man die Muskulatur aufbaut? – Die Antwort lautet ja, denn wir trainieren unser Nervensystem ständig und bis ins hohe Alter, also immer, wenn wir beispielsweise eine neue Bewegung, ein neues Wort, ein

Musikstück lernen. Wir wissen heute, dass wir durch Übung die Verbindung zwischen Nervenzellen stärken und ganze Netzwerke von Nerven aufbauen können. Übung verbessert aber auch die Leitfähigkeit von Nerven, zum Beispiel durch die Verdickung ihrer Isolierschicht.

So sollte auch bei Vorliegen einer Polyneuropathie ein regelmäßiges Training der Wahrnehmung durchgeführt werden mit dem Ziel, die noch vorhandenen Möglichkeiten so gut als möglich zu nutzen. Dazu zählt die Stimulation der Haut und der Tastkörperchen durch mechanische Reize wie Berührung, aber auch durch die Anwendung von elektrischem Strom. Zusätzlich empfiehlt sich ein Training von Gang und Gleichgewicht. Aber auch die Muskulatur sollte regelmäßig trainiert werden, denn eine gut ausgebildete Muskulatur kann vieles an eingeschränkter Sensibilität und dadurch beeinträchtigtem Gleichgewicht kompensieren.

Ausblick in die Zukunft

Wir lernen immer mehr über die Genetik dieser Erkrankung. Das bedeutet, dass wir die Ursachen und möglicherweise gestörten Stoffwechselschritte immer besser verstehen, wodurch wir in Zukunft noch gezielter in das Geschehen eingreifen werden können. Das heißt, wir werden dann maßgeschneiderte Medikamente verabreichen oder sogar direkt den Stoffwechsel der Erkrankung beeinflussen.

7

Psychotherapie und Entspannung

Was die Behandlung von Polyneuropathie betrifft, so stehen im vorangegangenen Kapitel genannte Maßnahmen wie die Vermeidung von Auslösern (z. B. Alkohol), eine gezielte Behandlung von Diabetes, der Einsatz von Nahrungsergänzungsmitteln und Medikamenten oder physikalische Maßnahmen usw. an erster Stelle.

Psychotherapie

Viele Patienten profitieren jedoch davon, wenn sie darüber hinaus noch psychotherapeutische Unterstützung erfahren bzw. diese in Anspruch nehmen. Warum? – Weil in vielen Fällen die Ursachen der Erkrankung und die daraus resultierenden Beschwerden nicht oder nicht zur Gänze geklärt werden können und die Krankheit somit nicht ursächlich behandelt und geheilt werden kann. In so einem Fall bleibt die Polyneuropathie bestehen, in welcher Ausprägung auch immer. Daher ist es für die Patienten durchaus hilfreich, wenn sie lernen, mit der Erkrankung zu leben; sie zu einem Teil ihres Lebens zu machen. Nicht, indem sie sich schicksalhaft der Erkrankung ergeben, sondern indem sie lernen, bewusst und aktiv mit ihr umzugehen, und dadurch die Lebensqualität zu verbessern.

Das klingt plausibel, ist jedoch für die Betroffenen eine immense Herausforderung. Denn die Beschwerden sind in vielen Fällen nicht ein für alle Mal weg – etwa durch die erfolgreiche Therapie mit Medikamenten –, sondern sie tauchen immer wieder auf, sind vielleicht permanent da. Manchmal sind sie gut zu managen, manchmal können sie sich unter Umständen wieder verschlimmern.

Das Leben mit einer chronischen Erkrankung wie der Polyneuropathie kann bedeuten, dass Patienten manchen liebgewordenen Gewohnheiten oder Aktivitäten nicht mehr so wie früher nachgehen können, sondern Abstriche machen müssen. Sportliche Unternehmungen, Fernreisen und andere Dinge sind dann vielleicht nur mehr unter Einschränkungen möglich. Und es kommt gar nicht so selten vor, dass mancher Plan für das private oder berufliche Leben aufgrund der Erkrankung umgeschrieben werden muss. Auch die Partnerschaft, das Familienleben und die Situation am Arbeitsplatz stehen dann eventuell unter neuen Vorzeichen.

Es ist nur allzu verständlich, wenn sich Patienten diesen Herausforderungen nicht gewachsen bzw. sich überfordert fühlen. Daher reagieren viele Betroffene mit Depressionen, Ängsten, Schlaf- und Verhaltensstörungen sowie mit anderen gesundheitlichen Beeinträchtigungen, vor allem zu dem Zeitpunkt, an dem sie mit der Diagnose konfrontiert werden.

Doch die gute Nachricht ist: Psychotherapie kann hier wirkungsvoll gegensteuern.

Unter Psychotherapie versteht man die gezielte Behandlung psychischer Probleme mit psychologischen Mitteln. Sie erfolgt durch Personen, die eine umfassende mehrjährige psychotherapeutische Ausbildung absolviert haben. Es gibt mehrere wissenschaftlich anerkannte Methoden, die angewandt werden, etwa

- die Psychoanalyse nach Sigmund Freud,
- die Existenzanalyse nach Viktor Frankl oder
- die Kognitive Verhaltenstherapie.

Letztere kommt bei Polyneuropathie als begleitende Maßnahme häufig zum Einsatz, vor allem zur Bewältigung der Schmerzen. Dabei lernen Patienten, die Wahrnehmung ihrer Schmerzen Schritt für Schritt zu verändern.

Psychotherapeutische Methoden können dabei helfen, die depressive Stimmung, die sich aufgrund der Schmerzen eingestellt hat, zu verbessern. Oder auftretende Schlafprobleme zu verringern. Sie können dabei unterstützen, einen gesunden Lebensstil einzuschlagen, indem sie motivieren, den Alkoholkonsum zu reduzieren oder die Ernährung umzustellen, falls Diabetes der Grund der Erkrankung ist.

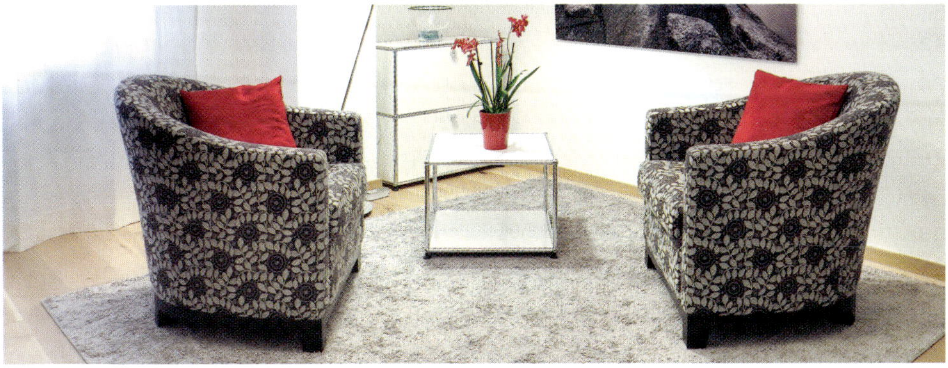

Somit tragen diese nichtmedikamentösen Hilfen ganz wesentlich zur Compliance bei, also dazu, dass der Patient es auch schafft, den verordneten Therapieplan einzuhalten.

Psychotherapie ist außerdem eine wesentliche Stütze, wenn es darum geht, sich ohne Verlusterfahrung von Zielen verabschieden zu können, die unrealistisch geworden sind. Und sie hilft dabei, den Blick auf die Ressourcen und Fähigkeiten zu lenken, über die man nach wie vor verfügt. Auch Ängste können den Patienten genommen werden, etwa die Angst vor körperlichen Symptomen. Diese werden von Patienten häufig überbewertet, als Alarmsignal gedeutet, obwohl sie vielleicht harmlos sind.

Generell kann Psychotherapie ganz wesentlich dazu beitragen, die Krankheit besser zu verstehen und zu bewältigen. In vielen Fällen kann es auch sinnvoll sein, den Partner miteinzubeziehen. Denn auch er ist gefordert, wenn man an Polyneuropathie erkrankt.

Ob eine Psychotherapie Sinn macht und welche psychotherapeutische Methode für den einzelnen Polyneuropathie-Patienten in Frage kommt, kann sicherlich der behandelnde Neurologe sagen. Er informiert auch über die Kosten einer Behandlung sowie über mögliche Zuschüsse durch die Versicherung.

Entspannungstraining

Sie wissen sicherlich, wie es sich anfühlt, wenn ein Tag so richtig unrund beginnt; wenn man sozusagen mit dem falschen Fuß aus dem Bett steigt, wie es so schön heißt. Wenn schlechte Laune die ersten Gedanken des neuen Tages bestimmt. Diese hat vielleicht mit dem schlechten und unregelmäßigen Schlaf der vergangenen Nacht zu tun, der noch dazu von der Müllabfuhr vor dem Haus viel zu früh und viel zu laut beendet wurde. Auf dem Weg zur Toilette der nächste Ärger: Das Licht im WC wurde am Vorabend nicht ausgeknipst, hat die ganze Nacht unnötig geleuchtet. Außerdem ist die Milch für den Frühstückskaffee nicht mehr genießbar, weil sauer, und aus dem Radio ertönt die Nachricht, dass im Frühverkehr auf der geplanten Route ins Büro nichts weitergeht. Doch das ist noch nicht alles, in dieser Morgenstunde lauern noch weitere Fallstricke: Die morgendliche Konversation mit dem Partner verläuft konfliktreich, schließlich muss jemand schuld daran sein, dass keine frische Milch im Kühlschrank ist. Später ist auf dem Weg zur Arbeit die Rushhour noch immer nicht vorüber, stattdessen gibt es immer noch Stau, wie im Radio angekündigt, was aufgrund der Verspätung dann Zoff im Büro bringt. Mit einem Wort: An einem Morgen wie diesem braucht es fast schon ein Wunder, damit der Tag noch einigermaßen gelingen kann.

Negative Gedanken bestätigen sich

Häufig setzt sich nach einem derart holprigen Start die Negativspirale gnadenlos weiter fort. Nicht, weil es das Schicksal an diesem Tag nicht gut mit einem meint. Sondern weil in schlechter Laune und negativer Stimmung das nächste negative Ereignis geradezu erwartet wird. Was an diesem Tag normal oder gar positiv verläuft, wird einfach übersehen. Vielmehr ist die gesamte Aufmerksamkeit seit den Morgenstunden auf den nächsten Stolperstein fokussiert, der die schlechte Laune mit neuem Futter versorgt. Was prompt erfolgt, weil es das selbst geschriebene Drehbuch so vorsieht. Und weil negative Gedanken die Eigenschaft besitzen, weitere negative Gedanken förmlich anzusaugen.

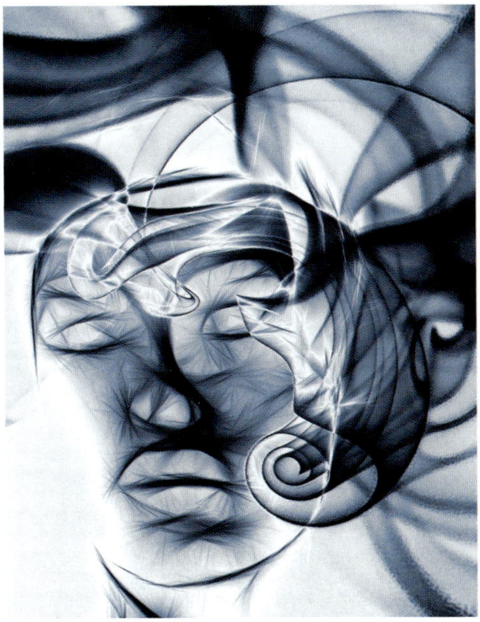

Schlechte Laune vergeht zum Glück wieder, sie ist quasi normaler Bestandteil des täglichen Aufs und Abs, so wie umgekehrt die gute Laune. Vielleicht ist einem bereits nach wenigen missgelaunten Stunden wieder zum Lachen zumute.

Problematisch wird die Sache allerdings, wenn so etwas nicht nur hin und wieder passiert, sondern öfters vorkommt. Wenn die negativen Gedanken so mächtig sind, dass sie gar den Blick auf die schönen Dinge des Lebens verstellen und somit die Realität beherrschen. Dann können sich mit der Zeit diese Einstellungen und Haltungen auch auf die Gesundheit auswirken. Aus häufiger schlechter Laune, Ärger und Misstrauen entsteht allmählich eine negative Grundstimmung bzw. depressive Verstimmung, in weiterer Folge vielleicht eine manifeste Depression. Auch die Organe des Körpers kriegen das mit. So kann die Verdauung bei negativem Grundton Probleme machen, der Blutdruck in die Höhe gehen und dort dauerhaft verbleiben, das Herz schneller schlagen, Schulter und Nacken verspannen sich und schmerzen und so weiter. Was wiederum die Gedanken negativ beeinflusst und die schlechte Stimmung wachhält oder verstärkt. Ein Teufelskreis!

So weit, so schlecht. Doch der Mensch ist eine Einheit aus Körper, Geist und Seele. Alle drei Größen hängen und wirken in vielfältiger Weise zusammen, beeinflussen sich wechselseitig, ja machen zusammen den ganzen Menschen aus. Vor diesem Hintergrund ist es nicht verwunderlich, dass sich permanent schlechte Stimmung oder negativer Stress in den Körper fressen können oder die Wahrnehmung der Wirklichkeit verändern.

Den Spieß umdrehen!

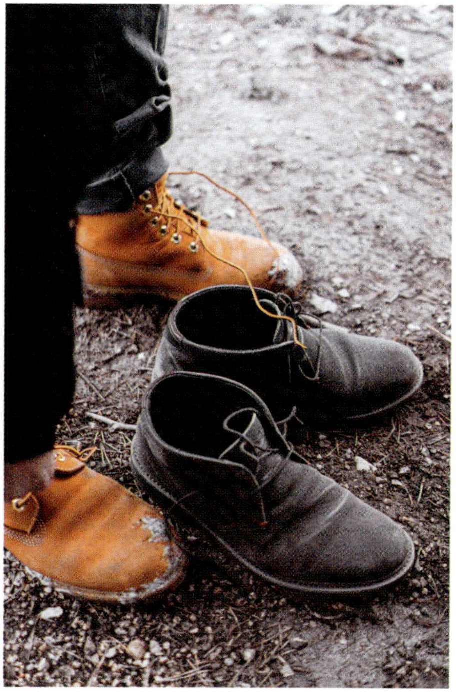

Wenn es aber diese Wechselwirkungen und gegenseitigen Beeinflussungen der drei Bereiche Körper-Geist-Seele gibt, dann ist es auch möglich, den umgekehrten Weg zu gehen. Also eine Positivspirale in Gang zu setzen, sich selbst nicht nach unten, sondern nach oben zu ziehen. Das gelingt zum Beispiel, wenn negative Gedanken bewusst aufgegriffen, analysiert, bewertet und zum Teil widerlegt oder umgebaut werden. Sie münden dann letztlich in einem positiven Denken – oder zumindest in einem weniger negativen. Das geschieht in Form eines wissenschaftlich bestens fundierten Prozesses, der sogenannten **Kognitiven Umstrukturierung**. Es handelt sich dabei um eine bedeutende psychotherapeutische Methode zur Behandlung von Stress, Ängsten und Depressionen.

Wohlgemerkt: Die Wirksamkeit dieser Methode ist wissenschaftlich abgesichert. Es geht nicht darum, sich irgendetwas Positives einzureden oder vorzustellen, sondern es geht darum, das Negativdenken in einem psychotherapeutischen Setting gezielt umzustrukturieren.

Entspannung statt Dauer-Power

Eine positive Grundstimmung, getragen von innerer Ruhe und Ausgeglichenheit, ist nicht nur mit Hilfe psychotherapeutischer Methoden wie der genannten Kognitiven Umstrukturierung möglich, sondern auch durch Entspannungstechniken herstellbar. Entspannung, Ruhe und Ausgeglichenheit sind generell angezeigt, weil die Zeichen der Zeit auf Spannung stehen, auf schneller Abrufbarkeit und ständiger Erreichbarkeit, auf Dynamik, Reizüberflutung, Hektik und Stress. Das vegetative Nervensystem ist dauerhaft beansprucht, ja vielfach überbeansprucht. Der für Aktivierung zuständige Sympathikusnerv gibt den Ton an; der Parasympathikus, der für Entspannung verantwortlich ist, kommt zu kurz. Wodurch der Organismus, der bei Anspannung mit den Aktivhormonen Cortisol, Adrenalin und Noradrenalin regelrecht überschwemmt wird, aus dem Gleichgewicht gerät.

Das ist wie gesagt ein Grundbefinden unserer Gesellschaft; es trifft Kinder, Schüler und Studenten, Berufstätige und Senioren gleichermaßen. Und natürlich auch chronisch Kranke, wie Patienten mit Polyneuropathie. Diese sind von den genannten Einflüssen in besonderer Weise betroffen, weil ihnen in einem mit Spannung aufgeladenen Umfeld auch noch ihre Beschwerden zu schaffen machen. (Als „chronisch" gelten gemeinhin Erkrankungen, die länger als drei Monate andauern.)

Wir haben in den vorherigen Abschnitten bereits erwähnt, wie wichtig es für Patienten ist, eine exakte Diagnose zu erhalten; wie wichtig es ist, dass die Schmerzen in den Extremitäten, die Gangunsicherheiten und Schwindelgefühle, die Lähmungserscheinungen und Missempfindungen und all die anderen Beschwerden medizinisch korrekt eingeordnet werden können. Denn nur so können in weiterer Folge effektive Behandlungsschritte eingeleitet und nachhaltige Besserung erzielt werden.

Doch was für den Arzt das Um und Auf in der Behandlung einer Krankheit darstellt, ist für Patienten zunächst häufig ein Schlag ins Gesicht. Wenn

Betroffene die Diagnose Polyneuropathie erhalten, über die Tragweite der Erkrankung informiert werden und sich darüber hinaus noch weitere Informationen über diese neurologische Erkrankung beschaffen, dann tauchen häufig Gefühle von Unsicherheit, Unruhe und Angst auf. Sie fürchten sich vor einem Leben mit Schmerzen, vor zunehmenden Beeinträchtigungen bis hin zu einem Leben im Rollstuhl, vor Missstimmung in der Partnerschaft oder Problemen am Arbeitsplatz. Das sind Gefühle und Gedanken, die leider einen guten Boden für weitere Anspannung bieten und den oben erwähnten Negativkreislauf in Gang setzen oder verstärken können. Chronisch Kranke sind somit aufgrund ihres beschwerlichen Alltags oft tiefer in den Kreislauf verstrickt, der da heißt: Anspannung – negatives Denken – noch mehr Schmerzen – noch mehr Anspannung usw.

Entspannung fördert Heilerfolg

Hier kann Entspannung überaus hilfreich sein. Ein entspannter Zustand bedeutet in vielen Fällen, leichter aus seinem Gedankenkreisen herauszufinden, sich vom Schmerz zu distanzieren oder gar zu befreien.

Die Chancen auf therapeutischen Erfolg steigen, wenn die Anspannung nachlässt und das negative Denken verringert wird, sagen Experten.

Und ganz wichtig: Beim bewussten Herbeiführen von Entspannung stellt sich das starke Gefühl ein, selbst eine wirksame und mächtige Gegensteuerung einleiten und herbeiführen zu können.

Entspannungszustände lassen sich mit Hilfe bestimmter Techniken herstellen. Diese Methoden müssen sich die Patienten selbst aneignen, was bei

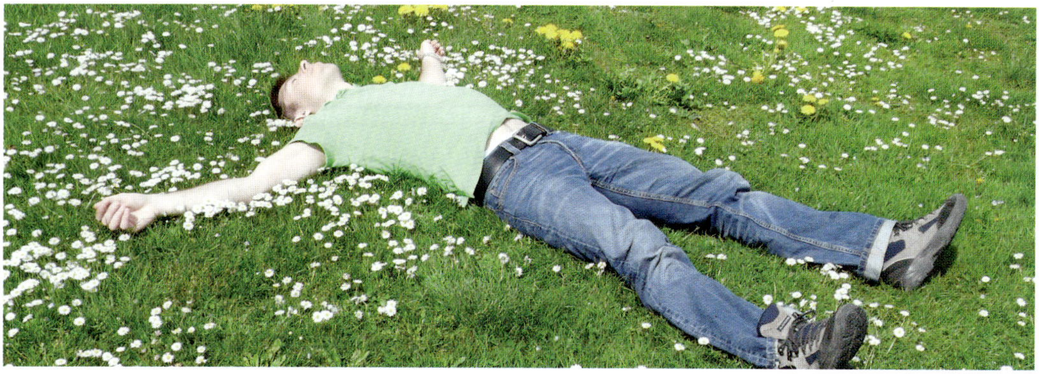

manchen Entspannungstechniken überraschend schnell möglich ist, für andere benötigt man etwas mehr Zeit. Jedenfalls haben Patienten über kurz oder lang wirksame Methoden zur Hand, um auftretende Schmerzen zu reduzieren oder einen entspannten Schlaf herbeiführen zu können. Einzige Voraussetzung: die Bereitschaft, diesen Schritt gehen zu wollen und konsequent zu üben.

Im Folgenden stellen wir einige bekannte und wissenschaftlich fundierte Entspannungsmethoden vor. Beraten wurden wir für dieses Kapitel von der Psychologin **Linda Anna-Maria Hillinger, B. Sc.** Sie arbeitet als Wissenschaftlerin an diversen Projekten und absolviert den praktischen Teil der Ausbildung zur Kognitiven Verhaltenstherapeutin an der Salzburger Privatklinik Wehrle-Diakonissen. Im Anschluss daran beantwortet uns Frau Hillinger wichtige Fragen rund um das Thema „Entspannung bei Polyneuropathie".

Progressive Muskelentspannung

Diese vom amerikanischen Arzt Edmund Jacobson in den 1920er-Jahren entwickelte Entspannungsmethode ist relativ leicht zu erlernen und überaus effektiv, wie zahlreiche Studien belegen. Das Prinzip dieser Methode ist leicht nachvollziehbar: Bestimmte Muskeln werden gezielt für einige Sekunden angespannt und danach wieder bewusst entspannt. Und zwar vom Kopf bis zu den Füßen: Immer geht es um Anspannen und Entspannen. Beim Anspannen wird eingeatmet, beim Entspannen erfolgt das Ausatmen. Der Effekt: Ruhe und Entspannung stellen sich ein, die Körperwahrnehmung wird verbessert.

Übungsbeispiel von Linda Anna-Maria Hillinger:

Setzen Sie sich bequem hin und machen Sie mit Ihrer Führungshand eine Faust. Spannen Sie nun die Faust an, atmen Sie dabei ein. Nach wenigen Sekunden lassen Sie los und atmen dabei aus. Nach dem gleichen Prinzip wird dann die Faust der anderen Hand angespannt und entspannt, dann machen Sie weiter mit den Muskeln der Schulter, des Nackens und des Kopfes. Es folgen der Bauch, das Gesäß und zum Abschluss der ganze Körper.

Anspannen und dabei einatmen; entspannen und dabei ausatmen.

Die Progressive Muskelentspannung nach Jacobson eignet sich besonders zur Erholung nach einem stressigen Tag, bei Schlafproblemen und zur Entspannung bei Schmerzen.

Linda Anna-Maria Hillinger: *„Wer täglich übt, beherrscht diese Methode nach wenigen Einheiten. Die Progressive Muskelentspannung kann fast überall und jederzeit angewandt werden.“*

Autogenes Training

Fast zur gleichen Zeit wie Edmund Jacobson in Amerika entwickelte der deutsche Psychiater und Psychotherapeut Johannes Heinrich Schultz in Berlin eine Entspannungsmethode: das Autogene Training. Es handelt sich dabei um Suggestionen und Visualisierungen, mit dem Ziel, den Organismus zu beruhigen. Dabei wird die gesamte Aufmerksamkeit nach und nach auf bestimmte Körperregionen gelenkt.

Übungsbeispiel von Linda Anna-Maria Hillinger:

Machen Sie es sich bequem und konzentrieren Sie sich auf einen Arm: „Mein rechter Arm wird immer schwerer und wärmer.“ Spüren Sie, wie Ihr Arm langsam schwer wird und wiederholen Sie diese Übung einige Male. Anschließend fokussieren Sie Ihre Gedanken auf den linken Arm und machen dasselbe der Reihe nach mit Ihrem Kopf, dem Bauch und den Beinen.

Auch diese Methode ist nicht schwierig zu erlernen, es dauert jedoch etwas länger als bei der Progressiven Muskelentspannung, bis sich die gewünschten Erfolge einstellen. Das Autogene Training wird bei Schlafproblemen, innerer Unruhe, stressbedingten Beschwerden und bei Schmerzen eingesetzt.

Linda Anna-Maria Hillinger: „Wer einen Hang zum Tagträumen hat, für den ist vielleicht das Autogene Training die richtige Entspannungsmethode.“

Training der Achtsamkeit

Anders verhält es sich mit dem Einüben von Achtsamkeit. Denn dabei passiert im Grunde nichts. Rein gar nichts. Vielmehr bin ich als Übender ganz im Hier und Jetzt, es gibt keine Erinnerungen an früher und keine Pläne für die Zukunft, die mich beschäftigen. Wichtig ist, den Augenblick einfach geschehen zu lassen, ohne ihn zu bewerten, ohne etwas zu wünschen oder zu wollen.

Dieses Nichtstun und Nichtdenken ist für die Gesundheit äußerst förderlich. Denn wer die Achtsamkeitsmeditation beherrscht, kann Unruhe, Nervosität oder Schmerzen verringern. Und so etwas kann man sehr wohl lernen. Die Übung, die Psychologin Hillinger präsentiert, zeigt wie es funktionieren kann.

Übungsbeispiel von Linda Anna-Maria Hillinger:

Setzen Sie sich bequem auf einen Stuhl. Lehnen Sie sich zurück. Machen Sie sich nun fünf Eindrücke bewusst, die Sie aktuell hören. Nur bewusst machen, nicht bewerten. Es fährt zum Beispiel ein Auto vorbei. Es ist nicht zu laut oder zu schnell unterwegs, es fährt einfach vorbei. Im Hintergrund ertönt Musik, auch sie ist nicht zu laut oder zu nervig, sie ist einfach da. Es weht ein Wind, nicht zu kalt, nicht zu stark, er weht einfach, und so weiter und so fort.

Im Anschluss daran nehmen Sie fünf Dinge wahr, die Sie spüren – den Boden unter den Füßen, die angenehme Wärme in den Füßen, die Armbanduhr an der linken Hand,...

Auf diese wertungsfreie Art und Weise kann man die Aufmerksamkeit auf alle seine Sinne lenken.

Das ist am Anfang gar nicht so leicht – wer kann schon einfach nichts tun? Es führt aber nach regelmäßigem Üben in einen Zustand der Ruhe und Entspannung sowie der Stressreduktion. Eine bestimmte Form der Achtsamkeitsmeditation, die sogenannte Mindfulness-Based Stress Reduction (MBSR) nach Jon Kabat-Zinn, ist eine populäre und ausgeklügelte Methode, die sich in einem acht Wochen dauernden Programm erlernen lässt. Unter professioneller Anleitung, versteht sich.

Linda Anna-Maria Hillinger: *„Achtsamkeit ist keine Methode im engeren Sinn, vielmehr eine Lebensweise. Ich esse, trinke oder gehe achtsam. Das macht mich gelassener und ruhiger im Alltag, aber gleichzeitig konzentrierter, zum Beispiel beim Radfahren. Insofern ist diese Haltung von enormer Bedeutung für die Gesundheit.“*

Atemtraining

Zwölf- bis 15-mal atmet ein erwachsener Mensch in der Minute ein und wieder aus. Gemeint ist in Ruhe; bei körperlicher Anstrengung oder im nervösen Zustand erhöht sich die Atemfrequenz deutlich. Atmen ist ein Vorgang, der uns von der ersten Sekunde des Erdendaseins bis zum sogenannten letzten Atemzug begleitet. Automatisch, denn kaum jemand denkt bewusst an die eigene Atmung, es sei denn, man bekommt zu wenig Luft – etwa durch eine Schnupfennase.

Atmen ist aber auch ein Vorgang, den wir bewusst und willkürlich beeinflussen und somit für die Gesundheit nutzen können. Wir neigen allerdings dazu, falsch zu atmen, etwa zu hektisch oder zu flach. Das heißt, wir atmen zu wenig in den Bauch und zu viel in den Brustraum. Dabei ist es ein Grundpfeiler jedweder Art von Entspannung, tief in den Bauch hinein zu atmen.

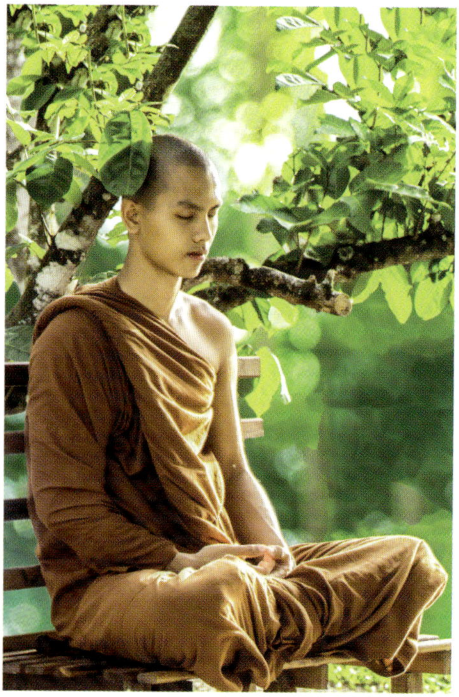

Was ist eine Bauchatmung? – Wenn sich beim Einatmen vor allem die Bauchdecke und weniger der Brustraum hebt. Wer langsam durch die Nase tief in den Bauch hinein einatmet und langsam und achtsam wieder ausatmet, gelangt wie von selbst in einen entspannten Zustand. Das ist zum Beispiel für Patienten mit Schmerzen oder innerer Unruhe von großer Bedeutung. Das Wissen um die Heilkraft des Atems haben sich insbesondere Kulturen und Religionen aus dem asiatischen Raum nutzbar gemacht, wie ihre verschiedenen Atemtechniken bezeugen, vor allem in Kombination mit bestimmten Körperübungen.

Es klingt paradox, aber Atmen – wohlgemerkt: richtiges Atmen – sollte man lernen. Es ist nämlich die einfachste Art, von innerer Unruhe und Nervosität in einen entspannten Zustand zu gelangen. Und es ist überall durchführbar und jederzeit anwendbar – im Bus, beim Fernsehen, während einer Prüfung oder im Wartezimmer einer Ordination.

Als kleiner Vorgeschmack könnten folgende Übungen zur Beruhigung dienen:

> Setzen Sie sich bequem hin, legen Sie eine Hand auf die Bauchdecke und atmen Sie langsam und ruhig durch die Nase ein und ebenso langsam durch den leicht geöffneten Mund wieder aus.
>
> Halten Sie den Zeigefinger auf einen Nasenflügel und schließen Sie damit die Luftzufuhr. Dann langsames Einatmen durch den offenen Nasenflügel. Halten Sie nun mit dem Zeigefinger den bisher offenen Nasenflügel zu, durch den Sie eingeatmet haben, und atmen Sie durch den anderen Nasenflügel aus. Atmen Sie dabei langsam und ruhig. Wiederholen Sie den Wechsel zehnmal.

Linda Anna-Maria Hillinger: *„Wenn wir bewusst atmen, dann versorgen wir unseren Organismus nicht nur mit dem lebensnotwendigen Sauerstoff, sondern tragen auch wesentlich zu innerer Ruhe und Entspannung bei.“*

Biofeedback und Neurofeedback

Wer die Fortschritte und Erfolge beim Erlernen einer Entspannungsmethode objektiv überprüfen oder messen möchte, kann dies mit Hilfe des Biofeedbacks oder des Neurofeedbacks machen. Der aus dem Englischen stammende Begriff „Feedback“ bedeutet nichts anderes als „Rückmeldung“. Und die erhält ein Übender – zum Beispiel während der Anwendung des Atemtrainings, des Autogenen Trainings oder einer anderen Entspannungsmethode – von einem bestimmten Gerät, an das er angeschlossen ist. Genauer gesagt werden beim **Biofeedback** an den Händen oder an der Stirn des Patienten Sensoren angebracht, die über Kabel mit einem Computer verbunden sind. Auf dem Bildschirm werden bestimmte Parameter des Patienten angezeigt, etwa sein Blutdruck, sein Puls, seine Muskelspannung, die Atemfrequenz, die Temperatur der Hände usw. So erhält der Patient über dieses Gerät bzw. diese Messung Rückmeldung über seinen momentanen Status in Sachen Stress, Anspannung und so weiter.

Aber nicht nur das. Wenn der Patient nun versucht, eine bestimmte Atemtechnik oder eine bestimmte Suggestion aus dem Bereich des Autogenen Trainings anzuwenden („Mein rechter Arm wird ganz schwer“), dann erhält er vom Bildschirm ebenso Rückmeldung. Nämlich darüber, ob sich durch das Üben die entsprechenden Werte in Richtung Entspannung oder Beruhigung verändern. Das ist dann der Fall, wenn auf dem Bildschirm ersichtlich wird, dass durch das Üben der elektrische Hautwiderstand sinkt, die Atmung langsamer wird oder die Muskelspannung im Bereich des Nackens nachlässt. So lernt der Patient allmählich, mit Hilfe des Biofeedbacks selbst die gewünschte Entspannung herbeizuführen und damit seinen Organismus zu beeinflussen, ja zu kontrollieren. Und das auf spielerische und schmerzfreie Art und Weise. Vor allem stressbedingte Beschwerden, muskuläre Verspannungen, Spannungskopfschmerzen oder Ängste kann man mit dieser Methode erfolgreich und ohne Nebenwirkungen behandeln, als begleitende Maßnahme zu medizinischen und psychologischen Therapien.

Beim **Neurofeedback** wiederum erhält der Patient Rückmeldung über seine elektrische Gehirnaktivität. Bei dieser Methode werden die Sensoren an der Kopfhaut angebracht, auf dem Bildschirm erscheinen die Wellen der Hirnströme. Auch diese geben Auskunft darüber, ob man zum Beispiel angespannt, unruhig, konzentriert oder relaxt ist. Die Hirnströme auf dem Bildschirm können zur leichteren Verständlichkeit auch graphisch umgestaltet sein, sodass der Patient anhand einfacher Darstellungen erkennt, ob sich durch das Üben oder die Anwendung einer bestimmten Entspannungsmethode im Gehirn die Aktivität in Richtung Entspannung entwickelt.

Bio- und Neurofeedback werden in ärztlichen Praxen oder von Psychologen bzw. Psychotherapeuten angeboten. Meistens sind zehn bis 20 Anwendungen nötig, um zum Beispiel eine Entspannungsmethode effektiv zu erlernen.

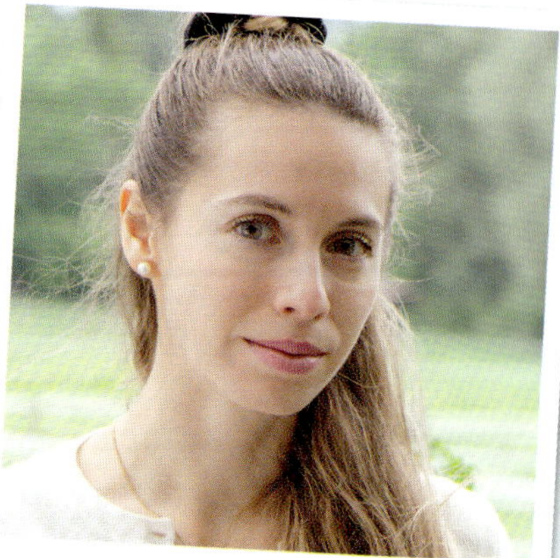
Linda Anna-Maria Hillinger, B. Sc.

Interview: Wie kann ich lernen, mich zu entspannen?

Frau Hillinger, es gibt mehrere effektive Methoden, um in den Zustand der Entspannung zu gelangen. Wie finde ich die richtige für mich? Lerne ich die Technik in Kursen oder bei speziellen Therapeuten?

Linda Anna-Maria Hillinger: Ich würde meinen, es gibt hier kein „richtig" oder „falsch". Vielmehr sollte man sich wertfrei und ohne Vorurteile auf eine bestimmte Methode einlassen. Mit „einlassen" meine ich, dass man diese Methode einige Zeit lang ausübt, ohne zu überlegen, ob es jetzt sinnvoll sein könnte oder nicht, denn das würde den Entspannungseffekt blockieren. Sich den Techniken mit Vertrauen hingeben wäre also das Sinnvollste, nach einigen Monaten kann man vielleicht eine andere Technik hinzuholen. Aber wichtig ist, eine Technik gut zu beherrschen. Ich empfehle die Entspannungstechniken am ehesten bei einem Psychotherapeuten zu erlernen, denn diese Personen sind Spezialisten, die eine fundierte Ausbildung in diesem Bereich absolviert haben. Auch Kurse werden diesbezüglich angeboten, meine primäre Wahl wäre aber der Psychotherapeut, da die Methoden dort richtig und sicher erlernt werden.

Wie lange muss man üben, bis sich ein positiver Effekt einstellt und zum Beispiel die Schmerzen in den Beinen nachlassen?

Linda Anna-Maria Hillinger: Nach meiner Erfahrung und Beobachtung ist dies von der Mitarbeit des Patienten abhängig. Ist die Mitarbeit gegeben, dann müsste sich bei konsequentem Üben – und damit meine ich das Üben mehrmals täglich – nach spätestens 14 Tagen eine Wirkung zeigen. Das kann sich in kleinen Zeichen bemerkbar machen. Man ist zum Beispiel gelassener, ruhiger, weniger angespannt. Die Schmerzen werden dann automatisch besser und der Umgang mit ihnen leichter.

Wie weit ist die Fähigkeit, sich entspannen zu können, eine Typ-Frage? Oder anders gefragt: Gibt es nicht sehr viele Menschen, die eher zu Aktivität neigen als zu Entspannungstechniken?

Linda Anna-Maria Hillinger: Die Fähigkeit sich zu entspannen ist sicher bei jedem Menschen ein wenig anders ausgeprägt, abhängig davon, in welchem Umfeld man sich befindet und wie die Persönlichkeit strukturiert ist. Jedoch ist Entspannung etwas, das man sich bewusst aneignen kann und das sich jeder Mensch – ob krank oder nicht – nutzbar machen sollte. Kurz gesagt: Entspannung ist erlernbar. Die Aktivität oder Bewegung ist ebenso sehr sinnvoll, wenn man diese nicht übertreibt, denn das würde den gegenteiligen Effekt im Körper verursachen: Es kommt zur Stressreaktion. Also Bewegung in Maßen und nicht zu exzessiv. Entspannung ist aber nicht ersetzbar durch Bewegung.

Kann man die positiven Effekte nicht viel einfacher mit Schmerz- oder Beruhigungsmitteln herstellen?

Linda Anna-Maria Hillinger: Einfacher vielleicht ja, aber langfristig ist das keine sinnvolle und besonders gesunde Lösung. Denn das Schmerzgedächtnis wird sich langfristig eher durch Entspannung und positivere Gedanken reduzieren, die positivere Grundstimmung kommt auch durch den Entspannungseffekt. Langfristig sind die Entspannungstechniken sicher hilfreicher und auch gesünder für den bereits angeschlagenen Organismus. Schmerzmedikamente sollten als Ergänzung bei akuten Zuständen Anwendung finden. Dauermedikationen sollen aber wie mit dem Arzt vereinbart eingenommen werden.

Kommt auch Yoga für Polyneuropathie-Patienten in Frage?

Linda Anna-Maria Hillinger: Ja, besonders das Entspannungsyoga und Kundalini-Yoga, vielleicht eine Mischung aus beiden. Denn besonders im Kundalini-Yoga wird ebenfalls ein großes Augenmerk auf die Atmung gelegt, die ja einen positiven Effekt auf die Entspannung hat. Anstrengende Körperübungen sehe ich eher als ungeeignet an, da hier auch Verspannungen entstehen können und gerade das möchte man ja vermeiden. Angeboten wird das in Kursen, auch im Internet kann man diese speziellen Yoga-Übungen finden und bequem zuhause üben. Allerdings würde ich dies auch nur als Ergänzung in Erwägung ziehen. Primär stehen für mich die klassische Entspannung und achtsamkeitsbasierten Techniken im Vordergrund und diese sollten mit und von einem Experten erlernt werden, damit sie richtig ausgeführt werden. Außerdem hat auch das therapeutische Setting beim Erlernen einen positiven Einfluss auf die Erkrankung.

Neurologische Rehabilitation

8

Das lateinische Wort *rehabilitatio* bedeutet „Wiederherstellung". Im Rechtswesen ist damit die Wiederherstellung des Ansehens einer Person gemeint. Aus medizinischer Sicht bedeutet Rehabilitation, Patienten nach der Akutbehandlung von Verletzungen oder Krankheiten in einem Krankenhaus für den Alltag „wieder herzustellen"; sie in eigens dafür vorgesehenen Einrichtungen wieder fit zu machen für ein Leben in Eigenständigkeit oder für den Wiedereinstieg in den Beruf.

Ein bekanntes Beispiel stellt die Orthopädische Rehabilitation dar. Sie wird zum Beispiel von Patienten in Anspruch genommen, die ein künstliches Hüft- oder Kniegelenk erhalten. Nach der Operation absolvieren sie in einer entsprechenden Reha-Klinik ein umfassendes und ausgeklügeltes Therapie- und Trainingsprogramm. Dadurch lernen sie, mit dem neuen Gelenk zurechtzukommen, sich ohne Beeinträchtigungen oder Schmerzen bewegen zu können. All das geschieht unter Anleitung von Fachleuten unterschiedlicher Disziplinen. Patienten nach einem Herzinfarkt wiederum lernen während einer Kardiologischen Rehabilitation, die durch das Akutereignis bestehenden Beeinträchtigungen zu beseitigen – etwa mit Hilfe gezielter Bewegungstherapie, diätetischer Maßnahmen oder psychologischer Hilfen. Mit dem Ziel, das Herz wieder zu stärken sowie einen weiteren Infarkt zu vermeiden. Da wie dort nehmen die Patienten ein ganzes Bündel an wertvollen Lernerfahrungen und hilfreichen Verhaltensweisen aus der mehrwöchigen Reha mit nach Hause, die sie dann in ihrem Alltag umsetzen können.

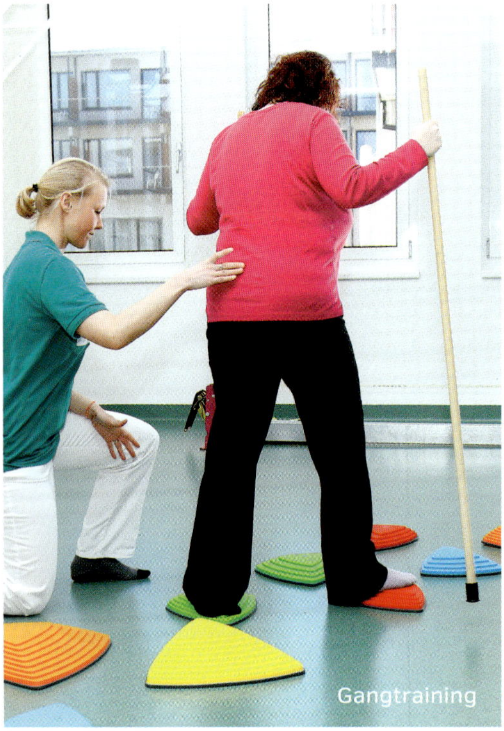
Gangtraining

Auch für Polyneuropathie-Patienten gibt es solche Maßnahmen bzw. solche Einrichtungen. Weil es sich um eine neurologische Erkrankung handelt, sind es neurologische Rehabilitationseinrichtungen, die sich dieser Patienten anneh-

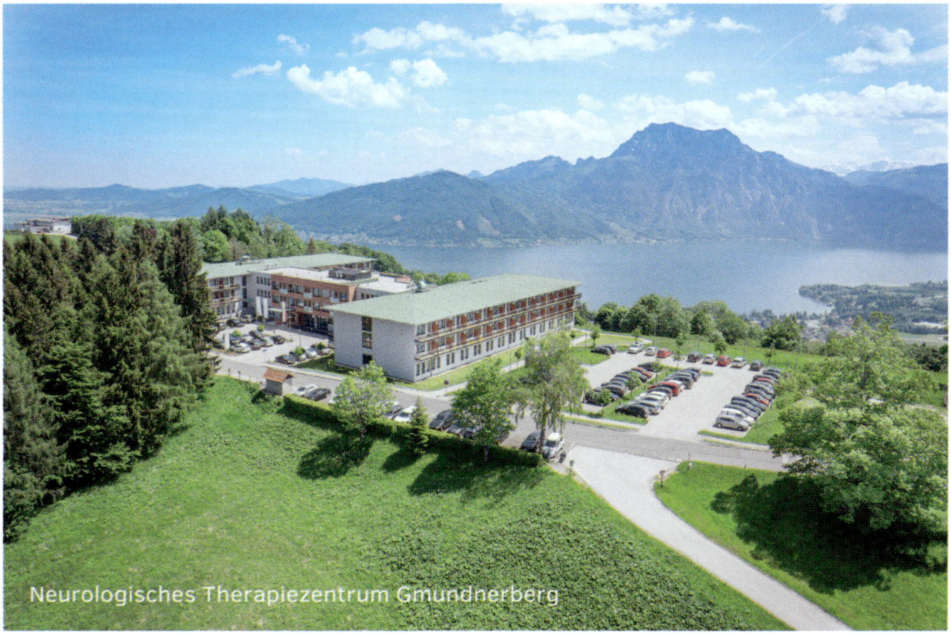

Neurologisches Therapiezentrum Gmundnerberg

men. Eine davon ist das Neurologische Therapiezentrum am Gmundnerberg hoch über dem Traunsee im oberösterreichischen Salzkammergut. Dort ist man darauf spezialisiert, neurologische Defizite nach Schlaganfällen, bei Parkinson, bei Multipler Sklerose oder eben bei Polyneuropathie umfassend zu therapieren. Dafür sind zahlreiche Fachkräfte – etwa Fachärzte für Neurologie, Physio- und Ergotherapeuten, Sportwissenschaftler, Psychologen, Masseure usw. – im Einsatz, die vier Wochen lang intensiv mit den Patienten arbeiten. Wir haben den ärztlichen Leiter, **Primar Dr. Hermann Moser,** gefragt, was sich Polyneuropathie-Patienten von einer Neuro-Reha erwarten können, wie sie am Gmundnerberg, aber auch in anderen Einrichtungen Österreichs angeboten wird.

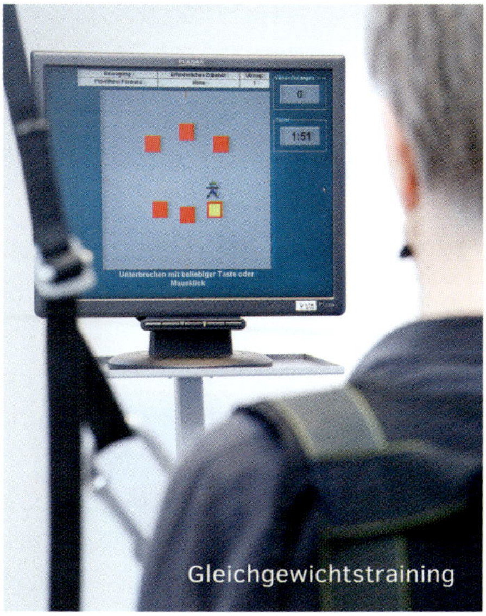

Gleichgewichtstraining

Interview: Für welche Polyneuropathie-Patienten ist eine Neuro-Reha besonders geeignet?

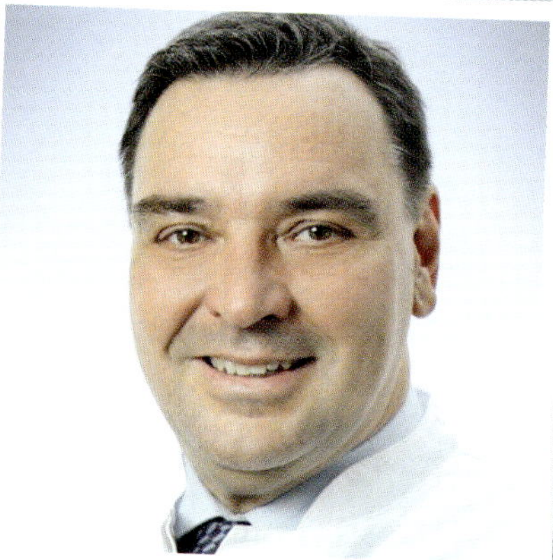

Prim. Dr. Hermann Moser

Herr Primar Moser, welchen Patienten würden Sie unbedingt eine Neuro-Reha anraten? Welche Patienten profitieren grundsätzlich vom Therapieangebot?

Prim. Moser: Meiner Ansicht nach ist nach der Behandlung einer akuten Polyneuropathie – denken Sie an das Guillain-Barré-Syndrom, die seltene Autoimmunerkrankung – eine Neurorehabilitation unbedingt nötig, damit die Muskel- und Nervenfunktionen des Patienten wiederhergestellt werden können. Grundsätzlich profitieren jene Polyneuropathie-Patienten von einem Aufenthalt in einer Neuro-Reha-Einrichtung, die vornehmlich unter Gleichgewichtsstörungen und Gangunsicherheit leiden. Und natürlich auch jene, die aufgrund einer anderen Erkrankung wie zum Beispiel Krebs eine Polyneuropathie entwickelt haben, etwa als Nebenwirkung einer medikamentösen Therapie.

Warum liegt der Fokus auf der Verbesserung einer Gangunsicherheit und von Gleichgewichtsstörungen?

Prim. Moser: Weil die Patienten dadurch enorm an Lebensqualität gewinnen. Es ist ja häufig so: Wenn die Rückmeldung aus der Peripherie an die Zentrale im Gehirn aufgrund von Störungen im Nervensystem nicht mehr richtig funktioniert, dann wird der Gang der Betroffenen zusehends unsicher, die Sturzneigung nimmt zu. Sie verändern ihr Gangbild, bewegen sich breitbeiniger als früher. Ein verändertes Gangbild kann jedoch zu Schmerzen im Bewegungsapparat führen oder bereits vorhandene Schmerzen verstärken, es erhöht sich auch die Gefahr zu stürzen usw. Dem kann man durch verschiedene therapeutische Maßnahmen, die in einer neurologischen Rehabilitation zur Anwendung kommen, wirkungsvoll begegnen. Wenn also die Unsicherheit beim Gehen merklich zunimmt und es erstmals zu Stürzen kommt, dann wäre eine Neuro-Reha angezeigt. Dabei lernen die Patienten sozusagen unter geschützten Bedingungen wieder sicheres Gehen, sie lernen auch ihr Gleichgewicht zu stabilisieren und – was ganz wichtig ist – die Muskulatur, die zu verkümmern droht, zu stärken.

Man sollte also früh genug an die Möglichkeit einer Reha denken?

Prim. Moser: Absolut. Denn in einem frühen Stadium der Erkrankung können die Maßnahmen, die in einer Rehabilitation zur Anwendung gelangen, noch sehr effektiv ihre Wirkung entfalten. Die Therapien, die das Team aus Ärzten, Physio- und Ergotherapeuten, Masseuren, Sporttherapeuten, Psychologen und anderen Fachleuten bietet, sind auf den jeweiligen Patienten und seine Bedürfnisse individuell abgestimmt. Und sie sind auch auf die Ziele abgestimmt, die wir gemeinsam mit den Patienten vereinbaren.

Vier Wochen dauert ein Reha-Aufenthalt mit dem umfassenden Therapieprogramm. Wie geht es dann mit dem Patienten weiter?

Prim. Moser: Dann sollte er für den Alltag zu Hause oder im Beruf wieder besser gerüstet sein. Die gezielten Therapien durch die Reha-Experten sind dann zwar vorbei, allerdings hat sich der Patient während des Aufenthaltes das nötige Rüstzeug angeeignet, um zu Hause weiterhin an der Verbesserung seiner Situation arbeiten zu können. Das ist auch unbedingt notwendig, damit die positiven Effekte auch anhalten. Dafür bekommt der Patient ein für ihn zugeschnittenes Heimübungsprogramm mit nach Hause, mit physiotherapeutischen Übungen, Anleitungen für ein Ausdauer- und Krafttraining usw.

Wie gehen Patienten am besten vor, um in den Genuss einer Neuro-Reha zu kommen?

Prim. Moser: Indem sie das Thema bei ihrem behandelnden Arzt ansprechen. Der Hausarzt oder behandelnde Neurologe kann sicherlich gut einschätzen, ob ein Patient von einem Reha-Aufenthalt profitiert.

Gibt es irgendeine Möglichkeit, sich genauer über eine Neuro-Reha bzw. über die in Frage kommenden Einrichtungen und deren Angebote zu erkundigen?

Prim. Moser: Es gibt den sogenannten Reha-Kompass im Internet, mit allgemeinen Informationen rund um die Reha und die medizinischen Angebote der jeweiligen Einrichtungen in Österreich – unter https://rehakompass.goeg.at.

Wichtige Selbsthilfe

9

Gewiss kennen Sie den Spruch: „Hilf dir selbst – so hilft dir Gott!" Diese Redewendung ist nicht nur in unserer Kultur und in unserem Sprachraum bekannt, sie taucht im Laufe der Geschichte in unterschiedlichen Sprachen, Religionen und Kulturen auf. Manchmal in abgewandelter Form, wie in dem Buchtitel „Hilf dir selbst, sonst hilft dir keiner". In der deutschen Literatur trifft man auf diese Redewendung erstmals in der Barockzeit, später dann im 19. Jahrhundert in einem Werk des Schweizer Dichters Gottfried Keller. Die Botschaft dieser Redewendung ist in den unterschiedlichen Ausprägungen immer klar:

Sie fordert dazu auf, das Schicksal in die eigenen Hände zu nehmen, selbst die Initiative zu ergreifen und sich nicht nur auf Gott oder höhere Mächte zu verlassen.

Selbst Verantwortung übernehmen

Da ist wahrlich etwas dran! Denn Eigeninitiative zu zeigen und Selbstverantwortung zu übernehmen ist von großer Bedeutung und überaus hilfreich, wenn man an einer Polyneuropathie leidet. Vor allem, wenn man für die Erkrankung keine Ursachen findet oder wenn sich die Ursachen nicht beseitigen lassen; wenn also die Polyneuropathie zu einer chronischen Erkrankung wird, mit der man leben muss.

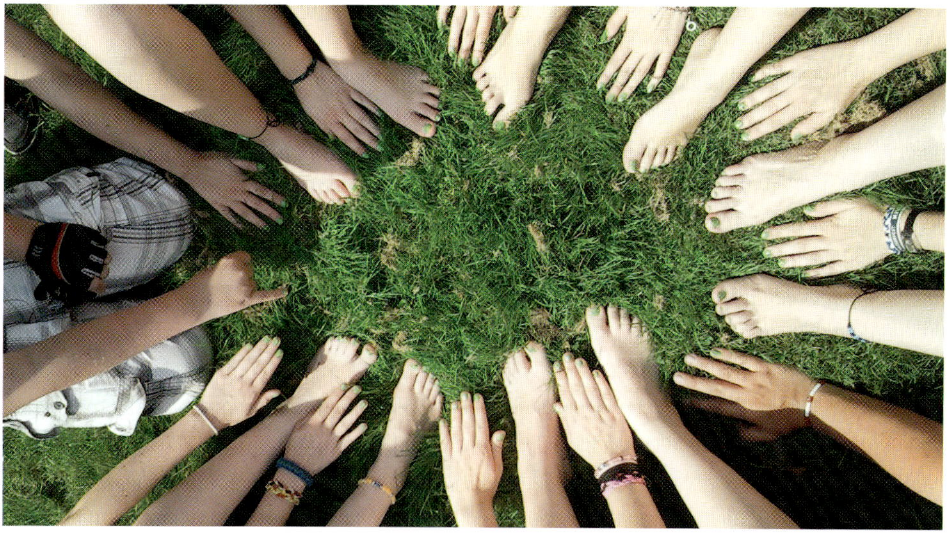

Freilich: Da gibt es die externen Experten, in deren Händen das Wohlergehen der Patienten ein großes Stück weit liegt. Das sind Ärzte, genauer gesagt Neurologen, die man bei dieser Erkrankung aufsucht. Oder die Vertreter anderer Disziplinen, wie die Physiotherapeuten, die den Patienten Übungen vermitteln, um etwa die Muskeln zu kräftigen und den Gleichgewichtssinn zu verbessern. Und dann gibt es noch die verordneten Medikamente, die regelmäßig einzunehmen sind. All das sind wichtige Dinge, die von außen kommen, auf deren Sinnhaftigkeit man sich als Patient folgerichtig auch einlässt und verlässt.

Aber ganz wichtig ist es, auch „sein eigenes Scherflein beizutragen" (ebenfalls eine bekannte Redewendung), um die Krankheit zu bewältigen. Indem man etwa versucht, Grundprobleme wie den Alkoholkonsum zu minimieren bzw. ganz auszuschalten oder den Blutzuckerspiegel regelmäßig zu kontrollieren, wenn man an Diabetes leidet. Und natürlich ist es generell von Bedeutung, einen aktiven und gesunden Lebensstil zu pflegen.

Also: Hilf dir selbst, so gut du kannst! Auch und vor allem bei Polyneuropathie.

Hilfreicher Austausch mit anderen

Darüber hinaus ist es sehr hilfreich, wenn sich Betroffene mit anderen Patienten austauschen bzw. sich gegenseitig unterstützen, wie es in Selbsthilfegruppen der Fall ist.

Die Teilnahme an einem Treffen einer Selbsthilfegruppe oder einer Selbsthilfeorganisation kann keine Wunder bewirken. Auf keinen Fall kann sie einen wichtigen Arztbesuch oder eine verordnete Therapie ersetzen. Aber Selbsthilfe trägt ganz wesentlich dazu bei, das Gefühl der Machtlosigkeit oder das Gefühl, keinen Einfluss auf die Krankheit zu haben, zu überwinden und abzulegen. Ja, der Beitrag der Selbsthilfe wird zunehmend als wichtig für den sozialen Zusammenhalt des Gesundheitssystems betrachtet, wie es die Österreichische Kompetenz- und Servicestelle für Selbsthilfe formuliert. Weil Selbsthilfe Leistungen erbringt, die das Gesundheitsversorgungssystem nicht erbringen kann oder die es vernachlässigt. Und weil Selbsthilfe das Erfahrungswissen von Betroffenen im Umgang mit einer Erkrankung bündelt. Ein Wissen, von dem andere Patienten profitieren.

Selbsthilfe in Österreich

Etwa 1.700 Selbsthilfegruppen und -Organisationen sind in Österreich tätig, rund 250.000 Patienten und Angehörige sind dort organisiert. Tendenz steigend. Die Gruppen beschäftigen sich mit den unterschiedlichsten chronischen Erkrankungen mit allen Facetten und dazugehörigen Problemen. Die Palette reicht von Diabetes über Lungenerkrankungen, Parkinson oder Nierenleiden bis hin zu seltenen Erkrankungen. Auch die Erkrankung Polyneuropathie wird zunehmend zum Thema von Selbsthilfegruppen in den Bundesländern.

Historische Vorläufer

Vorläufer der Selbsthilfegruppen reichen bis ins 19. Jahrhundert zurück. Es waren seinerzeit vor allem Frauenvereine und Jugendorganisationen, in denen sich Gleichgesinnte organisiert und gemeinsame Ziele verfolgt haben. Selbsthilfegruppen in der heutigen Ausprägung waren erst in der Folge der emanzipatorischen Aufbrüche der 1960er-Jahre möglich. Davor war es kaum üblich, dass sich Menschen offen zu ihren Problemen bekennen und äußern konnten.

Was in den Gruppen geschieht

Bei den Treffen geht es in erster Linie um Aufklärung, gegenseitige Unterstützung und Motivation, oder um den Austausch praktischer Informationen zum Umgang mit der Erkrankung.

Wenn man sich über ein und dasselbe gesundheitliche Problem gegenseitig verständigt, kann das für die Betroffenen ungemein hilfreich sein. Sie fühlen sich verstanden, angenommen, ja aufgehoben. Leiter und Sprecher von Selbsthilfegruppen betonen immer wieder, dass bei den Treffen Patienten von anderen Patienten wertvolle Informationen und Anregungen erhalten. Sie unterstützen sich gegenseitig bei Behördenwegen oder Fahrten zum Arzt. Sie motivieren sich, gemeinsam Sport zu betreiben, ein Entspannungstraining zu absolvieren oder irgendetwas anderes zu unternehmen.

Es wird in den Gruppen auch darauf Wert gelegt, dass nicht immer nur die Krankheit im Vordergrund steht, dass es in den Gesprächen nicht immer nur um die Schmerzen und Einschränkungen geht. Vielmehr unternimmt man gemeinsame Aktivitäten, macht Ausflüge, die den Möglichkeiten der Teilnehmer angepasst sind. Zu verschiedenen Anlässen wie Weihnachten oder Muttertag veranstalten die Gruppen Feiern im kleinen Rahmen. Experten wie Ärzte oder Therapeuten werden zu Vortragsabenden eingeladen und hin und wieder organisiert eine Gruppe eine größere Veranstaltung, die der Aufklärung der Öffentlichkeit dient. Hilfreiche Tipps und Anregungen erfahren auch die Partner der Betroffenen (sofern vorhanden), wenn sie zu den Gruppentreffen mitkommen. Denn auch sie sind betroffen und häufig entsprechend gefordert, damit die Patienten ihre Krankheit meistern können.

Die Gruppentreffen finden zu fixen Terminen statt und bieten einen geschützten Rahmen. Die Teilnehmer verpflichten sich zur Vertraulichkeit, es dringt also nichts nach außen. Sie müssen sich im Allgemeinen nicht anmelden, wenn sie zu einem Treffen kommen möchten, sie müssen sich andererseits auch nicht abmelden, wenn sie einmal fern bleiben. Und bei den Treffen können sie sich aktiv einbringen – oder auch nicht. Denn es ist durchaus in Ordnung, wenn sie nur zuhören.

Ob es in Ihrer Region bzw. in Ihrem Bundesland eine Selbsthilfegruppe in Sachen Polyneuropathie gibt, oder wenn sie gar selbst eine entsprechende

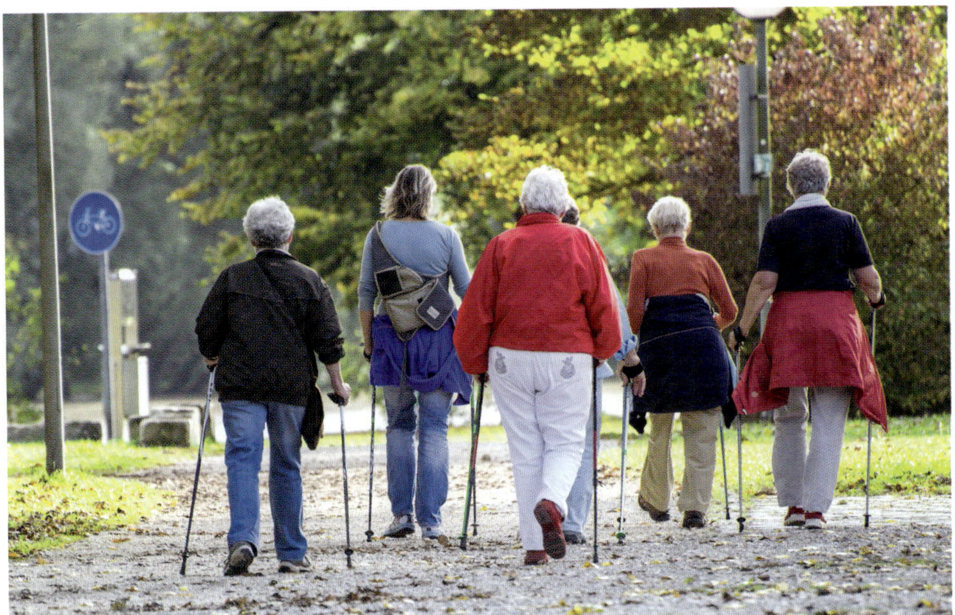

Gruppe ins Leben rufen möchten, dann erkundigen Sie sich am besten bei den jeweiligen Landes- und Dachverbänden der Selbsthilfe:

Burgenland Selbsthilfe Burgenland – Burgenländischer Landesverband der Selbsthilfegruppen (BLSHG) **www.selbsthilfe-bgld.at**	**Kärnten** Selbsthilfe Kärnten – Dachverband für Selbsthilfeorganisationen im Sozial- und Gesundheitsbereich, Behindertenverbände bzw. -organisationen **www.selbsthilfe-kaernten.at**	**Niederösterreich** Selbsthilfe Niederösterreich – Dachverband NÖ Selbsthilfe **www.selbsthilfenoe.at**
Oberösterreich Selbsthilfe OÖ – Dachverband der Selbsthilfegruppen im Gesundheitsbereich **www.selbsthilfe-ooe.at**	**Salzburg** Selbsthilfe Salzburg – Dachverband der Selbsthilfegruppen Salzburg **www.selbsthilfe-salzburg.at**	**Steiermark** Selbsthilfekontaktstelle/Selbsthilfeplattform Steiermark **www.selbsthilfesteiermark.at**
Tirol Selbsthilfe Tirol – Dachverband der Tiroler Selbsthilfevereine und -gruppen im Gesundheits- und Sozialbereich **www.selbsthilfe-tirol.at**	**Vorarlberg** Service- und Kontaktstelle der Selbsthilfe Vorarlberg **www.selbsthilfe-vorarlberg.at**	**Wien** Wiener Selbsthilfegruppen-Verzeichnis **www.wig.or.at**

Quelle: https://www.gesundheit.gv.at/service/gesundheitssuche/selbsthilfegruppen

Polyneuropathie-Selbsthilfegruppen in Bundesländern und Regionen **Deutschlands** finden Sie unter https://polyneuropathie-pnp.jimdofree.com/

In der **Schweiz** existieren in zahlreichen Kantonen Selbsthilfegruppen zur Polyneuropathie. Einen Überblick bietet die Website www.selbsthilfe-schweiz.ch

10

Leben mit Polyneuropathie

Erinnern wir uns an jene Personen, von denen wir am Beginn dieses Buches erfahren haben, wie sie mit der Krankheit Polyneuropathie leben bzw. zurechtkommen. Der eine Patient macht regelmäßig jene Übungen, die er zur Linderung der Beschwerden gelernt hat, geht oft in die Sauna, um sein Temperaturempfinden zu verbessern und engagiert sich in der Selbsthilfe. Letzteres macht auch die von der vererbten Polyneuropathie namens CMT betroffene Frau. Sie ist außerdem beruflich voll im Einsatz, betreibt trotz Polyneuropathie weiterhin ihren geliebten Sport, tanzt gerne (beides ihrer Situation angepasst), und trägt speziell angefertigte Schuhe, um besser gehen zu können. Und die dritte Person greift verstärkt auf Gehhilfen zurück, um trotz der Schmerzen und Einschränkungen mobil bleiben zu können, so gut es geht. Mit einem Wort: Jede dieser Personen bemüht sich auf ihre Art und Weise, mit und trotz Polyneuropathie den Alltag zu bestreiten, am Leben teilhaben zu können.

Im Grunde gibt es kein Patentrezept dafür, wie man mit Polyneuropathie am besten zurechtkommt. Dazu ist die Krankheit zu vielschichtig, sind die Beschwerden zu unterschiedlich ausgeprägt. Sie werden von den betroffenen Personen auch zu unterschiedlich wahrgenommen. Trotzdem möchten wir Ihnen einige Anregungen mitgeben, die das Leben mit dieser Erkrankung

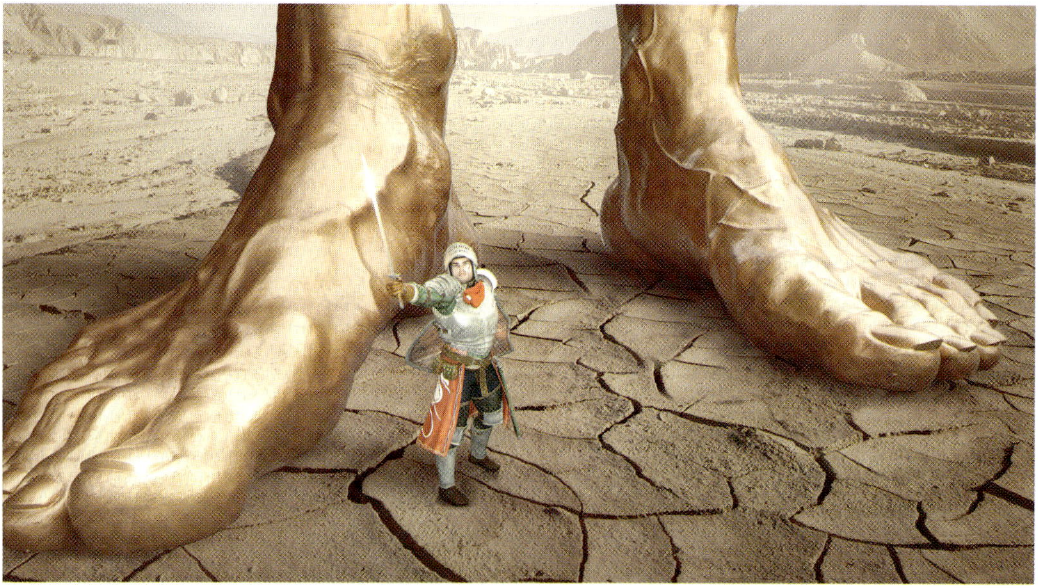

erleichtern können. Sie sind nicht sehr spektakulär, zugegeben, aber sie tragen in Summe dazu bei, dass Sie dieser Krankheit nicht hilflos ausgeliefert sind, sondern das Ruder weitgehend selbst in die Hand nehmen.

Selbstmanagement

Die Kontrolle über das eigene Leben bewusst übernehmen – das ist ein wichtiger Punkt im Umgang mit der Erkrankung. Die Behandlung von chronischen Erkrankungen wie Polyneuropathie erfordert ein ganzes Bündel an Therapien und begleitenden Maßnahmen: Medikamente, physikalische und ergotherapeutische Methoden, die Einnahme von Vitaminen und vieles andere mehr.

Ein Faktor rückt dabei immer deutlicher in den Vordergrund, er ist nicht weniger wichtig als die genannten Behandlungsmöglichkeiten, die der Arzt und andere Experten durchführen. Die Rede ist vom bewussten und aktiven Mitwirken der Patienten, um das eigene Befinden zu verbessern oder auf stabilem Niveau zu halten sowie das Fortschreiten der Erkrankung zu bremsen.

Betroffene, die sich bewusst mit ihrer Erkrankung auseinandersetzen, die Informationen einholen, die den Therapieplan sowie die Ratschläge für einen aktiven und gesunden Lebensstil umsetzen, die auch das eine oder andere ausprobieren, was ihre Situation verbessern könnte – diese Patienten haben einen nicht zu unterschätzenden Vorteil. Sie werden dadurch zu den eigentlichen Experten, was den Umgang mit Polyneuropathie angeht. Sie wissen mit der Zeit am besten, was ihnen gut tut, und auch, was ihre Beschwerden verschlimmern kann. Sie können am besten abschätzen, was sie sich zutrauen können, wenn sie zum Beispiel Sport ausüben oder auf Reisen gehen.

Diese Haltung meinen wir, wenn wir von Selbstmanagement sprechen. Das aus dem Englischen stammende Zeitwort „managen“ bedeutet „führen“, „handhaben“, „leiten“. Eine Krankheit zu managen ist demzufolge die Fähigkeit, mit dieser Krankheit umgehen zu können, sie beeinflussen oder gar bändigen zu können.

Selbstmanagement heißt nicht, die ärztlichen und anderen Ratschläge, die von außen kommen, zu ignorieren. Im Gegenteil: Es beinhaltet die konsequente Einnahme der verordneten Medikamente. Selbstmanagement beinhaltet aber auch, sich dabei zu beobachten, wie es einem mit den Arzneien geht. Es ist sehr wichtig, Rücksprache mit dem behandelnden Arzt zu halten, falls unerwünschte Wirkungen auftreten. Vielleicht muss die Medikation entsprechend angepasst werden.

Informieren Sie als Manager Ihrer Krankheit Ihren Arzt auch, wenn Sie irgendwelche Veränderungen beobachten. Wenn zum Beispiel das Kribbeln oder Ziehen stärker oder schwächer wird oder von den Füßen in die Unterschenkel wandert. Oder wenn überhaupt neue Beschwerden dazu kommen, die Sie bis dahin nicht wahrgenommen haben. Oder wenn sich Ihre Schlafqualität verändert und dergleichen.

Sportliche Aktivitäten

Sport bzw. regelmäßige körperliche Betätigung sind für Polyneuropathie-Patienten nicht verboten, im Gegenteil, sportliche Aktivität ist in den meisten Fällen zu empfehlen. Sei es, um einzelne Funktionen wie die Beweglichkeit oder das Gehen zu verbessern oder ganz allgemein das Wohlbefinden zu steigern. Selbstverständlich müssen die Aktivitäten der Erkrankung angepasst werden.

Medikamente sind laut europäischer Arzneimitteldefinition Stoffe, die dazu dienen, Krankheiten zu heilen, zu lindern oder zu verhüten. Sie dienen außerdem dazu, Funktionen des Körpers oder seelische Zustände zu beeinflussen. Immer mehr Mediziner betrachten sportliche Aktivitäten als genauso wirksam oder sogar noch wirksamer als Medikamente. Das gilt für Gesunde wie für chronisch Kranke genauso. Es bedeutet für die Erkrankung Polyneuropathie, dass durch Sport krankhafte Beschwerden gelindert werden können, oder dass ganz einfach der allgemeine Zustand der Patienten verbessert wird. Es ist kein Zufall, dass Einrichtungen für Neurorehabilitation körperliche Aktivität als wichtige zusätzliche therapeutische Maßnahme anbieten.

Selbstverständlich muss man bei der „Verabreichung" des Therapeutikums Sport ebenso sorgsam vorgehen wie bei chemischen Arzneimitteln. So ist es für Polyneuropathie-Patienten ganz wichtig, zu wissen, welche Art der Bewegung günstig ist und in welcher Dosis sie ausgeübt werden soll. Zusammen mit dem behandelnden Arzt finden Sie gewiss die optimale Art von

Bewegung in der optimalen Dosis, etwa in Form eines gezielten Trainingsprogramms, angepasst an Ihre Situation.

So kann es etwa für jemanden, der in seinem bisherigen Leben kaum oder wenig Sport betrieben hat, genügen, Aktivitäten in geringer Intensität auszuführen. Wenn jemand wegen des beeinträchtigten Gleichgewichtssinns verunsichert ist, dann kann diese Person eventuell Bewegungseinheiten auf einem Fahrrad- oder Ruderergometer durchführen. Das sind besonders stabile Geräte für das Training zu Hause oder in einem Fitnesscenter. In dieser Einrichtung kann man noch dazu unter professioneller Anleitung trainieren. Wenn die Betreuer und Trainer über die Situation der Patienten Bescheid wissen, können sie das Trainingsprogramm individuell auf sie abstimmen.

Wenn jemand seit jeher ein sportliches Leben geführt hat, kann es von Vorteil sein, die Aktivitäten der Krankheitssituation neu anzupassen. So wie es die Patientin aus Kapitel 1 gemacht hat, die vom risikoreicheren Skifahren auf das risikoarme Schneeschuhwandern gewechselt hat. Wichtig ist, dass die Bewegung Spaß macht und die Beschwerden nicht verschlimmert. Dann behält man sie am leichtesten bei.

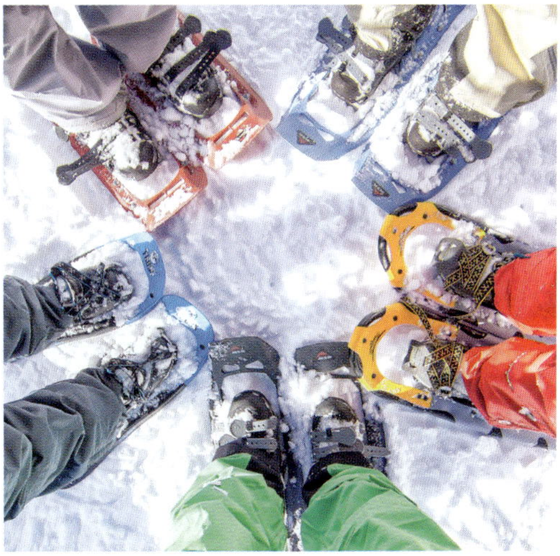

Grundsätzlich ist ein abwechslungsreicher Mix von Aktivitäten günstig, die sowohl die Ausdauer als auch die Kraft fördern. Und die auch die Koordination sowie den Gleichgewichtssinn trainieren. Sollte ein Diabetes hinter den neuropathischen Beschwerden stecken, kann es günstig sein, ein gezieltes Krafttraining ins Auge zu fassen. Denn eine gut ausgebildete Muskulatur ist ein wichtiges Stoffwechselorgan, Muskeln verwerten den Zucker im Blut besonders effektiv. Also ist der Muskelaufbau ein ganz wichtiges Therapeutikum für Diabetiker. Sie müssen jedoch für diese Zwecke nicht in einer „Muckibude“ (Fitnesscenter) schwere Gewichte stemmen. Sie können auch zu Hause mit Kurzhanteln oder mit einem Gymnastikband sehr effektiv Ihre Muskulatur kräftigen.

Nicht zu unterschätzen ist die psychologische und soziale Komponente des Sports. Wer Sport betreibt, wird aus eigenem Antrieb aktiv, bewirkt sozusagen eigenmächtig das gute Lebensgefühl, das sich mit der Zeit einstellt, sorgt in eigener Verantwortung dafür, dass sich verschiedene Beschwerden bessern, der Alltag leichter wird. Außerdem betreiben viele ihren Sport zusammen mit Gleichgesinnten, sie haben gemeinsam Spaß, wenn sie zum Beispiel eine Wanderung unternehmen, zusätzlich motivieren sie sich gegenseitig.

Sport kann also durchaus als Medikament angesehen werden. Allerdings sollten Sie sich bewusst sein, dass es sich dabei um ein Medikament handelt, dass dauerhaft einzunehmen ist, wenn die positiven Effekte anhalten sollen.

Noch etwas ist wichtig: Auf sportliche Aktivität sollte unbedingt eine Phase der Entspannung folgen. Das gilt für den Gesundheitssport, den wir hier propagieren, genauso wie für den Spitzensport. Regeneration und Entspannung ist für einen gesunden Lebensstil nicht weniger wichtig als Aktivität.

Reisen

In andere oder gar ferne Regionen zu verreisen und dort einen Urlaub zu verbringen, kann sehr erholsam sein und dazu dienen, die Batterien wieder richtig aufzuladen, neue Kraft zu tanken, auf andere Gedanken zu kommen. Was für Menschen, die an einer chronischen Erkrankung leiden, enorm wichtig sein kann. Aus diesem Blickwinkel betrachten wir eine Urlaubsreise als Möglichkeit, für mehr Wohlbefinden und Gesundheit zu sorgen. Aber viele Patienten fragen sich: Kann ich mir eine längere Auto-, Bahn- oder Busfahrt zutrauen, wenn ich Polyneuropathie habe? Soll ich in ein Flugzeug steigen und in einer anderen Klimazone wieder aussteigen?

Das sind Fragen, die Sie am besten mit Ihrem Hausarzt oder dem behandelnden Neurologen klären. Vielleicht sogar unter Einbeziehung eines Reisemediziners. Diese können am besten einschätzen, ob Ihre geplante Reise mit Ihrem Gesundheitszustand vereinbar ist. Kontaktieren Sie diese Experten, noch bevor Sie eine Reise buchen, damit sie diese gegebenenfalls absagen oder verschieben können, falls es medizinische Einwände gibt. Erkundigen Sie sich auch über etwaige Impfungen.

Ganz wichtig ist, dass Sie alle Medikamente, die Sie einnehmen müssen, mit dabei haben. Und zwar in ausreichender Menge, damit es zu keinem Engpass kommt, falls eine Packung verloren geht oder sich der Rückflug verschiebt. Nehmen Sie diese Medikamente im Handgepäck mit, da Koffer und Reisetasche mit Verspätung im Urlaubsland eintreffen können. Reisemediziner empfehlen, auch eine Liste der Wirkstoffe der Medikamente mit sich zu führen. Häufig haben nämlich die Arzneien in anderen Ländern andere Namen. Mit den Namen der Wirkstoffe gelangt man auch zu adäquaten Präparaten, falls welche besorgt werden müssen.

Kurzum: Bereiten Sie Ihre Reise gut vor, setzen Sie Ihren Arzt darüber in Kenntnis. Dann haben Sie die besten Voraussetzungen für einen erholsamen Urlaub.

Ernährung

Es gibt keine spezielle Polyneuropathie-Diät. Aber eine gesunde und ausgewogene Mischkost ist sicherlich von Vorteil und angezeigt, das gilt für gesunde Menschen ebenso wie für Menschen mit Krankheiten. Also viel Obst, Gemüse und Ballaststoffe. Nahrungsmittel, die B-Vitamine (Nervenvitamine)

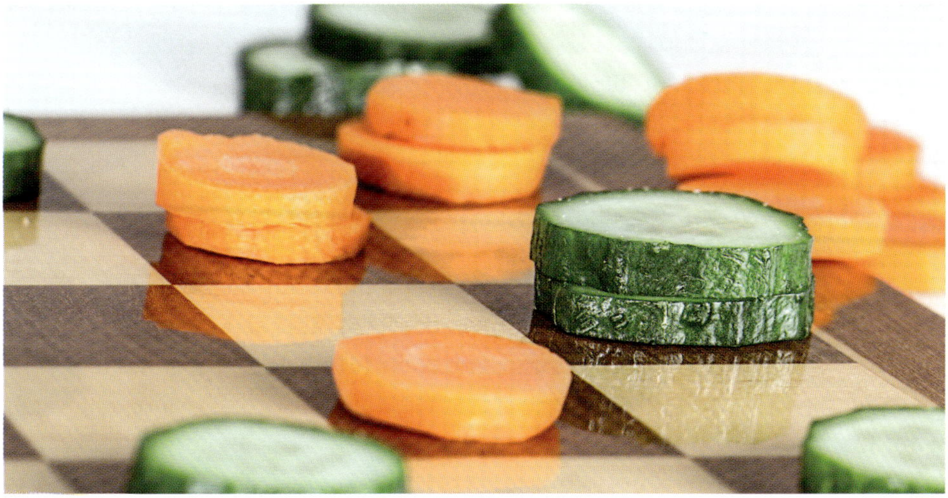

enthalten, sind für Polyneuropathie-Patienten ebenfalls günstig. Reich an Vitamin B sind hochwertige Milchprodukte, Fleisch, Fisch und Eier – sie enthalten das wichtige Nervenvitamin B12. Vollkornprodukte, Nüsse, Kartoffeln und Hülsenfrüchte wiederum enthalten Vitamin B6.

Anders verhält es sich, wenn Diabetes die Ursache der Polyneuropathie ist. In diesem Fall sollte man seinen Ernährungsplan spezifischer gestalten. Dann sollte nämlich mit Hilfe der Ernährung zusätzlich der Blutzuckerspiegel reguliert und kontrolliert werden. Das machen zum Beispiel Ballaststoffe, wie sie in Vollkornprodukten oder Gemüse enthalten sind. Die Alpha-Liponsäure, die in Brokkoli, Spinat und Tomaten vorkommt, verbessert ebenso die Verwertung des Blutzuckers. Eine günstige Wirkung auf das Nervensystem haben zudem die Omega-3-Fettsäuren, die in fetten Fischen enthalten sind.

Zuckerhaltige Getränke wie Limonaden sind bei Diabetes zu vermeiden, stattdessen trinkt man ungezuckerten Tee oder Mineral- und Leitungswasser.

Falls Alkoholkonsum für die Polyneuropathie verantwortlich ist, sollte dieser tabu sein.

Unser Tipp:

Lassen Sie sich von Ihrem Arzt oder einem Ernährungsexperten individuell beraten und einen Ernährungsplan zusammenstellen, der die für Sie günstigen Nahrungsmittel enthält. Vor allem, wenn Sie unter einer diabetischen Polyneuropathie leiden, oder wenn Sie übergewichtig sind und abnehmen möchten, um Ihren Bewegungsapparat zu entlasten!

Angehörige miteinbinden!

Polyneuropathie ist eine Erkrankung, die sich auch auf die Familienangehörigen auswirkt. Denn die Angehörigen sind häufig mit den Schmerzerfahrungen, Stimmungsschwankungen und Ängsten der Patienten konfrontiert. Es kann auch vorkommen, dass die Betroffenen aufgrund von Einschränkungen nicht mehr alles mitmachen können, was sie zum Beispiel vor ihrer Erkrankung mit dem Partner oder den Kindern unternommen haben. All das kann zu Frustrationen, Enttäuschungen, Spannungen in der Beziehung oder im familiären Alltag führen.

Es macht sich in solchen Fällen bezahlt, wenn die Partner und Familienangehörigen über die Sorgen und Ängste der Patienten Bescheid wissen; wenn ihnen die Schwere der Erkrankung bewusst ist oder wenn sie den Therapieplan des Patienten kennen. Dann fällt es auch leichter, auf den Patienten adäquat einzugehen oder den Alltag gegebenenfalls um- oder neu zu gestalten.

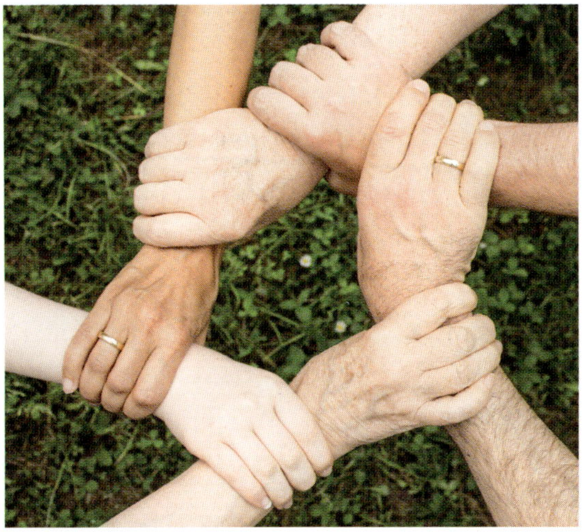

Interview:
Wie wirkt sich die Erkrankung auf das Sexualleben von Polyneuropathie-Patienten aus?

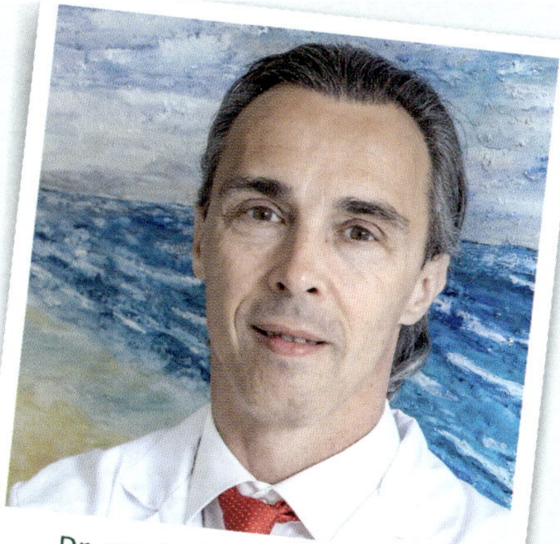

Dr. med. Klaus-Dieter Kieslinger

Herr Dr. Kieslinger, welche Rolle spielt Sexualität bei Polyneuropathie-Patienten in Hinblick auf ihre Erkrankung?

Dr. Kieslinger: Eine bewusst und verantwortungsvoll gelebte Sexualität steigert nicht nur das Wohlbefinden, sondern fördert auch die Gesundheit. Nähe und Zärtlichkeit entspannen die Muskulatur, die Blutgefäße erweitern sich, um die Organe mit Sauerstoff zu durchfluten. Ein wahrer Cocktail an

Hormonen strömt durch den Organismus und erfüllt ihn mit Glücksgefühlen. Die Bewegung beim Liebesspiel kräftigt Muskulatur und Bewegungsapparat, die ausdauernde Aktivität belebt das Herz-Kreislauf-System.

Daher kann ich auch Menschen, die an Polyneuropathie leiden, empfehlen, ihre Sexualität – dem Alter und ihrem körperlichen Zustand angepasst – zu genießen.

Ist das Sexualleben von Polyneuropathie-Patienten durch die Erkrankung in irgendeiner Form belastet, eingeschränkt?

Dr. Kieslinger: Natürlich können chronische Schmerzen oder eine verminderte Sensibilität auf Dauer Libido und Erregbarkeit beeinträchtigen. Daher gilt es, sich von jedem Leistungsdruck zu befreien und die Zweisamkeit einfach zu genießen. Oft trägt aber auch die Therapie einer Erkrankung dazu bei, den Organismus wieder zu stärken; sie wirkt belebend auf die Sexualität. Sollten trotzdem irgendwelche Zweifel oder Schwierigkeiten auftreten, scheuen Sie sich nicht, Ihre Ärztin oder Ihren Arzt darauf anzusprechen.

Können bzw. dürfen Polyneuropathie-Patientinnen schwanger werden?

Dr. Kieslinger: Die Diagnose einer Polyneuropathie spricht nicht grundsätzlich gegen eine Schwangerschaft. Dennoch ist es bei Kinderwunsch ratsam, diesen mit dem behandelnden Arzt, der behandelnden Ärztin zu besprechen. Es gilt abzuklären, ob zusätzliche gesundheitliche Einschränkungen bestehen, die sich auf den Kinderwunsch auswirken. Nachdem eine Polyneuropathie aber bei einem Großteil der Patientinnen erst im höheren Lebensalter auftritt, stellt sich diese Frage meist nicht.

Lexikon der wichtigsten Begriffe

Achtsamkeitstraining: Durch dieses Training wird man gelassener, aber auch konzentrierter. Es dient der Entspannung.

Afferente Nervenbahnen: führen von der Peripherie zum zentralen Nervensystem

Anamnese: Gezielt geführtes Gespräch des Arztes mit dem Patienten zur Erhebung der genauen Beschwerden und der medizinischen Vorgeschichte.

Angiologie: Disziplin innerhalb der Medizin, die sich mit Erkrankungen der Gefäße befasst.

Antibiotika: Medikamente, die Bakterien bekämpfen. Bestimmte Antibiotika können die peripheren Nerven beeinträchtigen.

Antidepressiva: Medikamente gegen Depressionen. Sie werden auch bei Polyneuropathie verordnet, da sie Nervenschmerzen verringern. Außerdem zeigen nicht wenige Polyneuropathie-Patienten Symptome einer Depression.

Antiepileptika: Medikamente gegen Epilepsie. Sie werden auch bei Polyneuropathie verordnet, da sie Nervenschmerzen lindern.

Antirheumatika: Medikamente, die bei Rheuma zum Einsatz kommen. Manche davon können die peripheren Nerven beeinträchtigen.

Atemtraining: Durch bewusstes Ein- und Ausatmen kann man innere Unruhe beseitigen und Schmerzen lindern.

Autogenes Training: wirksame Entspannungsmethode, die bei Schlafproblemen, Schmerzen und innerer Unruhe hilft

Autoimmunologische Ursache: Wenn die peripheren Nerven von den eigenen Abwehrzellen angegriffen werden und so eine Polyneuropathie verursachen.

Axone: Nervenfasern, die Signale vom Zellkörper der Nervenzelle weiterleiten

Biofeedback: eine Methode, bei der man über Sensoren u. a. die Durchblutung, den elektrischen Hautwiderstand und die Herzfrequenz messen und sichtbar machen kann, um zu lernen, seine vegetativen Funktionen selbst zu steuern

Borreliose: Eine durch Borrelien (Bakterien) verursachte Infektionskrankheit, die durch Zecken übertragen wird. Sie kann die Nerven schädigen und Polyneuropathie verursachen.

BSG: Abkürzung für „Blutkörperchensenkungsgeschwindigkeit", die im Rahmen einer Laboruntersuchung bestimmt wird. Erhöhte BSG-Werte weisen evtl. auf Entzündungen oder Autoimmunerkrankungen hin.

CDT: Die Abkürzung von „Carbohydrate Deficient Transferrin" – ein Wert, der bei einer Laboruntersuchung bestimmt wird. Er gibt Hinweise auf einen chronischen Alkoholmissbrauch.

CMT (Charcot-Marie-Tooth-Syndrom): vererbte Form der Polyneuropathie, benannt nach den Entdeckern der Erkrankung – Jean-Marie Charcot, Pierre Marie und Howard Tooth.

Compliance: engagiertes Mitwirken des Patienten am Therapieplan

Computertomographie (CT): Bildgebendes Verfahren. Röntgenschichtaufnahme, zum Beispiel, um Veränderungen an der Wirbelsäule feststellen zu können.

CRP: Die Abkürzung für „C-reaktives Protein" – ein Eiweißkörper, der in der akuten Phase einer Entzündung von der Leber gebildet wird und dann im Blut erhöht nachweisbar ist. CRP wird bei der Laboruntersuchung bestimmt.

Dendriten: Nervenfasern, die zum Körper der Nervenzelle hinführen

Distal-symmetrischer Typ: Symptome treten hauptsächlich distal, also in von der Körpermitte entfernten Regionen, wie Füßen oder Händen, auf, und die Nervenschädigung betrifft beide Körperseiten, also symmetrisch beide Füße und/oder Hände.

Dopamin: Ein bedeutender Botenstoff im zentralen Nervensystem, spielt vor allem beim sogenannten Restless-Legs-Syndrom eine Rolle, das ähnliche Symptome aufweisen kann wie eine Polyneuropathie.

Efferente Nerven: führen vom Zentralnervensystem über das periphere Nervensystem in die Peripherie, das heißt, bis in die Finger- und Zehenspitzen

Elektromyographie (EMG): Methode zur Messung der elektrischen Aktivität der Muskelzellen. Damit kann geklärt werden, ob ein Problem von einem Muskel oder den dazugehörigen Nerven ausgeht.

Elektroneurographie (ENG): Methode zur Messung der Nervenleitgeschwindigkeit. Bei Polyneuropathie-Patienten ist sie meist verlangsamt und/oder die Amplitude des Signals verringert.

Fußheberschwäche: Jener Nerv, der die Impulse an die Muskulatur für die Vorfußheber weitergibt, ist geschädigt. Daher gelingen das Anheben des Vorfußes und das Abrollen über die große Zehe nur unzureichend oder gar nicht.

HbA1c-Wert: Ein Langzeitwert, der die Blutzuckerkonzentration der letzten zwei bis drei Monate anzeigt. Wichtig für die Diagnose und Verlaufsbeurteilung von Diabetes.

Hochtontherapie: hochfrequente Muskelstimulation zur Anregung des Stoffwechsels und der Durchblutung

Immunozytom: bösartige Erkrankung des Lymphsystems

Insulin: ein Hormon, das im Blut die Aufnahme von Zucker in die Zellen steuert, die ihn zur Energiegewinnung benötigen

Kernspintomographie: Auch Magnetresonanztomographie (MRT) genannt. Ist ein bildgebendes Verfahren, das zur Untersuchung des Gewebes und der Organe eingesetzt wird.

Liquorpunktion: Nervenflüssigkeit (Liquor) wird durch einen sogenannten Kreuzstich für diverse Untersuchungen entnommen.

Metformin: Wirkstoff von Medikamenten, die den Blutzucker senken. Metformin kann einen Mangel des wichtigen Nervenvitamins B12 bewirken.

Multiplex-Typ: Die Verteilung der sensiblen Ausfälle ist asymmetrisch, das heißt, mehrere verschiedene Regionen des Körpers sind betroffen, zum Beispiel ein Fuß und eine Hand auf der gegenüberliegenden Körperseite.

Musikament®: ein Kunstwort, das ausdrückt, dass Musik in manchen Fällen eine ähnliche Wirkung wie ein Medikament haben kann

Muskelatrophie: Abnahme an Muskelmasse, zum Beispiel weil die Muskeln zu wenig beansprucht werden

Myelinscheide: Die Hülle bzw. der Schutzmantel einer Nervenfaser. Sie ist bei Polyneuropathien häufig geschädigt.

Nervus ulnaris: Nerv im Bereich des Ellbogens, der schmerzt, wenn man sich dort anstößt.

Neurologie: ärztliches Fachgebiet, das sich mit den Erkrankungen des Nervensystems (und der Muskeln) beschäftigt

Neurologische Rehabilitation: ein Reha-Aufenthalt in einer speziellen Reha-Einrichtung, der auch Polyneuropathie-Patienten Besserung verspricht

Neurotransmitter: Botenstoffe, die Signale im Nervensystem von einer Zelle zur nächsten weiterleiten

Nüchternglukose: Die Konzentration von Zucker im Blut, welche morgens nüchtern gemessen wird. Wichtig für die Diagnose eines Diabetes.

Off-Label-Therapie: Ein Medikament, das für ein bestimmtes Einsatzgebiet nicht oder noch nicht zugelassen wurde, kann unter bestimmten Umständen trotzdem vom Arzt dafür verordnet werden.

Periphere arterielle Verschlusskrankheit (pAVK): Durchblutungsstörung der Beinarterien, wird auch als „Schaufensterkrankheit" bezeichnet. Die Symptome können an eine Polyneuropathie denken lassen, müssen jedoch in der Diagnostik von Polyneuropathien genau unterschieden werden, da die pAVK zu schweren Durchblutungsstörungen der Extremitäten führen kann und sie eine völlig andere Therapie erfordert.

Peripheres Nervensystem: Das sind jene Nerven, die von Gehirn und Rückenmark in die Peripherie führen (bis zu den Fingern und den Zehen) und sich auf diesem Weg immer weiter verästeln. Dazu zählen die motorischen Nerven (führen zu den Muskeln), die sensiblen Nerven (sie informieren über Schmerzen, Druck, Temperatur und dgl.) und die vegetativen oder autonomen Nerven, die zu den Organen führen. Das Nervengeflecht des Sympathikus sorgt für Spannung und Aktivität, der Parasympathikus sorgt für Entspannung; beide zählen zum vegetativen Nervensystem.

Phytotherapie: Therapie mit Heilpflanzen

Progressive Muskelentspannung: Entspannungsmethode, mit der man mit Hilfe von Anspannung und Entspannung bestimmter Muskeln Stresssymptome, Schlafprobleme und Schmerzen lindern kann

Protonenpumpenhemmer (PPIs): Medikamente, die die Magensäure reduzieren (Magenschoner). Sie können den Vitamin-B12-Spiegel senken.

Restless-Legs-Syndrom (RLS): Eine neurologische Erkrankung, die durch unruhige Beine charakterisiert ist. Ist der Polyneuropathie in der Symptomatik teilweise ähnlich, muss jedoch in der Diagnostik von Polyneuropathie genau unterschieden werden, da RLS eine andere Therapie erfordert.

Serotonin: Wichtiger Überträgerstoff im Nervensystem. Ein Mangel an Serotonin ist mit Depressionen verbunden.

Small-Fiber-Polyneuropathie: Vorwiegend sind die ganz kleinen Nervenverzweigungen in der Haut geschädigt. Es führt meist zu symmetrischen, brennenden Schmerzen der Füße sowie zu einer Störung des Temperaturempfindens.

Spinalkanalstenose: Eine Verengung des Kanals der Wirbelsäule, die ähnliche Beschwerden macht wie eine Polyneuropathie.

Statine: Medikamente, die den Cholesterinspiegel senken, können einen schädlichen Einfluss auf die peripheren Nerven haben.

Status neurologicus: Feststellung des neurologischen Zustands eines Patienten mit Hilfe einer neurologischen Untersuchung.

Synapse: Der Ort, an dem eine Nervenzelle mit einer anderen in Verbindung tritt.

Synaptischer Spalt: Zwischenraum zwischen einer Nervenzelle und einer anderen Nerven- oder Muskelzelle. Um bei der Übertragung von Reizen diesen Zwischenraum überwinden zu können, sind dort Botenstoffe, sogenannte Neurotransmitter, im Einsatz.

Transkutane elektrische Nervenstimulation (TENS): elektrische Reizstromtherapie zur Freisetzung körpereigener Substanzen (z. B. Serotonine, Endorphine) mit dem Ziel der Schmerzlinderung

Trophik: Wachstumszustand von Muskulatur, Haut, Haaren oder Nägeln

TSH: Das ist die Abkürzung von „Thyreoidea-stimulierendes Hormon“. Dieser Wert wird bei einer Laboruntersuchung ermittelt. Er zeigt an, ob die Schilddrüse richtig arbeitet.

Vegetatives Nervensystem: Auch „autonomes Nervensystem“. Teil des Nervensystems, das die Funktion der inneren Organe regelt, wie Kreislauf, Atmung, Verdauung.

Zentrales Nervensystem: Es besteht aus Gehirn und Rückenmark. Dort treffen die Signale und Informationen aus der Umwelt oder von den Organen über bestimmte Nervenbahnen ein. Nach entsprechender Bewertung gehen Informationen bzw. Antworten über bestimmte Nerven an die Muskeln oder Organe wieder zurück in die Peripherie.

Zytostatika: Medikamente gegen Krebs, lösen als Nebenwirkung nicht selten neuropathische Schmerzen in den Händen und Füßen aus.

Die zehn wichtigsten Fragen zum Thema Polyneuropathie

1. **Was ist eine Polyneuropathie?**

   Eine Erkrankung des Nervensystems, verursacht durch eine Störung der Leitfähigkeit von Nervenbahnen im Körper.

2. **Wie zeigt sich diese Erkrankung?**

   Typischerweise kommt es zum Auftreten von Taubheitsgefühlen, später auch von Missempfindungen und Schmerzen, welche meist in den Zehen und Füßen beginnen und im weiteren Verlauf nicht selten auch die Hände betreffen. Es können aber auch mehr oder weniger stark ausgeprägte Lähmungserscheinungen der Muskulatur auftreten.

3. **Wie wird eine Polyneuropathie diagnostiziert?**

   Die Diagnose wird gestellt anhand der typischen Beschwerden, einer körperlichen Untersuchung und Zusatzuntersuchungen wie Labor und Messung der Nervenleitgeschwindigkeit.

4. **Was sind die häufigsten Ursachen einer Polyneuropathie?**

   Zu den häufigsten Ursachen zählen die Zuckerkrankheit (Diabetes), übermäßiger Genuss von Alkohol, ein Mangel an bestimmten Nährstoffen, Nebenwirkungen bestimmter Medikamente, Infektionen, Intoxikationen und die genetische Veranlagung.

5. **Kann die Polyneuropathie vererbt werden?**

   Einige Formen der Polyneuropathie sind erblich.

6. **Wie verläuft eine Polyneuropathie?**

   Wir unterscheiden langsam verlaufende Formen, die über viele Jahre zunehmen, und seltenere akute Verlaufsformen.

7. **Ist eine Polyneuropathie heilbar?**

   Es gibt Formen, die heilbar und reversibel sind, zum Beispiel bei Fehlen bestimmter Nährstoffe oder Polyneuropathie durch Infektionen. Die meisten Polyneuropathien verlaufen allerdings chronisch.

8. Wie erfolgt die Behandlung?

Wenn möglich, sollte die Ursache behoben werden, zum Beispiel durch die richtige Einstellung bei erhöhtem Blutzuckerspiegel oder die Beseitigung eines Mangels an Nährstoffen im Körper. Ist dies nicht möglich, dann erfolgt eine Behandlung der Symptome durch Medikamente und physikalische Maßnahmen.

9. Wie wirkt sich die Polyneuropathie auf die Lebensqualität aus?

In den meisten Fällen lässt sich durch moderne Therapieverfahren eine gute bis sehr gute Lebensqualität erzielen.

10. Müssen sich Polyneuropathie-Patienten gegen Grippe oder die durch Pneumokokken verursachte Lungenentzündung impfen lassen?

Das hängt von der jeweiligen Ursache der Polyneuropathie ab. Wenn eine Schwäche des Immunsystems vorliegt, sollte man einen zusätzlichen Impfschutz in Erwägung ziehen, damit der angeschlagene Organismus nicht noch zusätzlich durch eine Infektion belastet wird.

Die Autoren

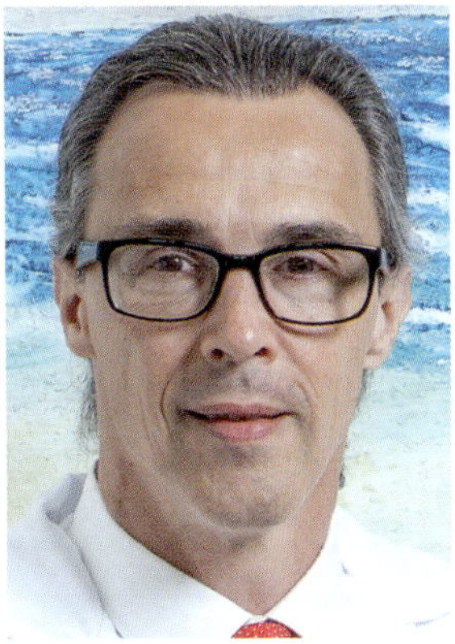

Dr. med. univ. Klaus-Dieter Kieslinger ist Facharzt für Neurologie. Nach dem Medizinstudium in Graz und Wien absolvierte er seine ärztliche Weiterbildung in Klagenfurt, Edinburgh, Graz und Salzburg. An der Universitätsklinik für Neurologie der Paracelsus Medizinischen Privatuniversität Salzburg wurde er während seiner Ausbildung zum Facharzt zum „Teacher of the Year" gewählt.

Er leitet seine neurologische Privatpraxis in Salzburg, ist Autor mehrerer medizinischer Ratgeber für Patienten und gerichtlich beeideter Sachverständiger für Neurologie.

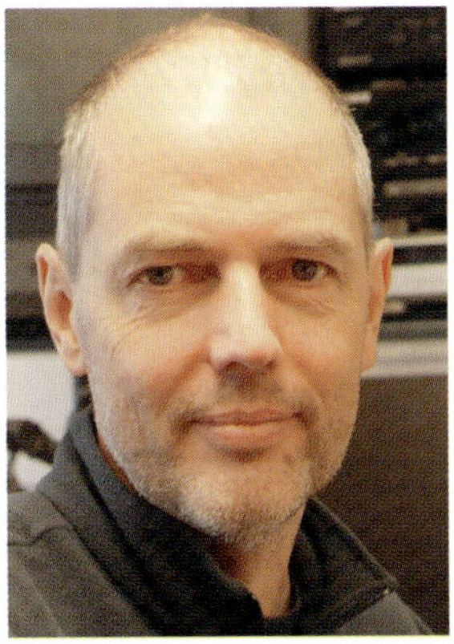

Mag. Wolfgang Bauer ist freiberuflicher Gesundheits- und Wissenschaftsjournalist (u. a. für das Magazin „MEDIZIN populär" und für ORF-Radio), Moderator von Gesundheitsveranstaltungen sowie Co-Autor mehrerer Ratgeber.

Literaturverzeichnis

Bücher:

Bernatzky, Günther (Hg.); Kreutz, Gunter, (Hg.): Musik und Medizin: Chancen für Therapie, Prävention und Bildung. Springer 2015

Bernatzky, Günther et al. (Hg.): Nichtmedikamentöse Schmerztherapie: Komplementäre Methoden in der Praxis. Springer 2007

Büki, Béla; Jünger, Heinz; Bauer, Wolfgang: Schwindel & Gleichgewichtsstörungen. 3., aktualisierte Auflage, Verlagshaus der Ärzte 2019

Böschemeyer, Uwe: Von den hellen Farben der Seele. 2. Auflage, Ecowin 2019

Brandt, Thomas et al. (Hg.), Kiefer, Reinhard: Krankheiten peripherer Nerven. Kohlhammer 2011

Gröber, Uwe; Kisters, Klaus: Arzneimittel als Mikronährstoff-Räuber. Was Ihr Arzt und Apotheker Ihnen sagen sollten. 2. Auflage, Wissenschaftliche Verlagsgesellschaft 2017

Hufschmidt, Andreas et al. (Hg.): Neurologie compact. Für Klinik und Praxis. 7. Auflage, Thieme 2017

Kieslinger, Klaus-Dieter: Restless-Legs-Syndrom. Erkennen – behandeln – vorbeugen. Verlagshaus der Ärzte 2018

Kieslinger, Klaus-Dieter: Parkinson. Kompakte Hilfe für Angehörige und Betroffene. Verlagshaus der Ärzte 2016

Masuhr, Karl F. et al.: Neurologie. 7. Auflage, Thieme 2013

Schmid, Norman: Mein Weg in die Entspannung: ausgeglichen, beschwerdefrei und leistungsfähig. Maudrich 2013

Schmidbauer, Christina (Hg.): Mikronährstoff-Coach. 3. Auflage, Verlagshaus der Ärzte 2018

Stossier, Harald; Stossier, Georg: Ernährung – worauf es wirklich ankommt. 1. Auflage, Verlagshaus der Ärzte 2018

Weiler, Peter; Bauer, Wolfgang: Weniger Pillen, mehr vom Leben. Sinnvoller Medikamenteneinsatz im Alter. Verlagshaus der Ärzte 2017

Zifko, Udo: Polyneuropathie. So überwinden Sie quälende Nervenschmerzen. 2. Auflage, Springer 2019

Fachartikel:

Bundesministerium für Gesundheit und Frauen (BMGF): Österreichischer Ernährungsbericht 2017. https://broschuerenservice.sozialministerium.at/Home/Download?publicationId=528

Koren, J.-P.; Erdler, M; Baumgartner, C.: Polyneuropathie – Ätiologie, Geschlechterverteilung und Altersdurchschnitt in Ost-Österreich, eine retrospektive Datenanalyse an 278 Patienten. Klin Neurophysiol 2013; 44(01):10-17, Georg Thieme Verlag KG

Löscher, W. N., Iglseder B.: Polyneuropathie im Alter. Internist 2020; 61:254–260

Löscher, Wolfgang: DFP-Literaturstudium: Periphere Neuropathien. Österreichische Ärztezeitung, 10. Juni 2014

Sommer, Claudia et al.: Polyneuropathien. Ursachen, Diagnostik und Therapieoptionen. Deutsches Ärzteblatt 6/2018

Audio-CD:

Bernatzky, Günther; Wendtner, Franz; Kovar, Robert: Musikament®. Entspannung bei Schmerzen. Musik mit Entspannungsanleitung für mehr Lebensqualität bei Krankheit, Schlafproblemen und vegetativen Störungen. Verlag clara lumina 2012. www.musikament.at

Webseiten:

Leitlinien der **Deutschen Gesellschaft für Neurologie: Diagnostik bei Polyneuropathien.** Komplett überarbeitet 2019. Abzurufen unter www.dgn.org/leitlinien

Onlinetool von Miracon Science (Institut für Mikronährstoffe und Nutritivmedizin) https://www.mikronaehrstoffcoach.com/de/at/mikronaehrstoffe.html

Österreichische Gesellschaft für Orthomolekulare Medizin (ÖGOM): www.oegom.at

Abbildungsnachweis

klaushuberpictures, Salzburg: S. 38, S. 65, S. 68, S. 71, S. 72, S. 75, S. 80, S. 161 unten, S. 171 oben

Lisa Hahsler: S. 83

mauritius_images/Westend61-Spectral: S. 27

Medical Pictures (MediDesign Frank Geisler): S. 24

shutterstock/Blamb: S. 30 (modif.), S. 81 (Tyler Olson)

Ekko von Schwichow: S. 103

Apothekerkammer Salzburg/Franz Neumayr: S. 111

Jansenberger Fotografie: S. 116

Dr. Schuhfried Medizintechnik: S. 115 li oben + li unten

Neurologisches Therapiezentrum Gmundnerberg GmbH: S. 142, S. 143 (2 x), S. 144

Pexels: S. 54 (Valeria Boltneva), S. 57 (Mari Monpari), S. 92 (Anna Shvets), S. 101 (Nathan Cowley), S. 161 oben (pixabay)

pixabay: S. 10 (mike_berlin), S. 14 (My pictures are CC0. When doing composings), S. 22 (irfan ullah), S. 32 (OpenClipart-Vectors; modif.: Lisa Hahsler), S. 35 (pramit marattha), S. 37 (Pexels), S. 47 (silviarita), S. 52 (Peter H), S. 59 (Erik_Karits), S. 62 (qimono), S. 64 (Steve Buissinne), S. 77 (Philippe Delavie), S. 84 (kalhh), S. 91 (Monfocus), S. 95 (andreas160578), S. 97 (Damian Konietzny), S. 99 (Alissa De Leva), S. 106 (Gundula Vogel), S. 108 (Katharina N.), S.110 (RitaE), S. 119 (Steve Buissinne), S. 120 (Christian Northe), S. 127 (Oliver Kepka), S. 129 (Gerd Altmann, modif.), S. 132 (Hans Braxmeier), S. 136 (truthseeker08), S. 148 (Henning Westerkamp), S. 151 (Mario Ohibsky), S. 154 (Stefan Keller), S. 157 (carpediemquebec2015), S. 159 (Steve Buissinne)

privat: S. 115 Mitte, S. 122, S. 138, S. 171 unten

unsplash/alex_rainer: S. 130

wikipedia.org/Quasar Jarosz (modif.): S. 26

Bezugsquellen

Dr. Schuhfried Medizintechnik GmbH
Van-Swieten-Gasse 10
1090 Wien
+43 (0)1 405 42 06-28
www.schuhfriedmed.at

Sanitätshaus Lambert GmbH
Bergstraße 8
5020 Salzburg
+43 (0)664 840 65 43
www.lambert.at

gbo Medizintechnik AG
Kleiststraße 6
D-64668 Rimbach
+49 (0)6253 808 155
www.hitop-therapie.de

Polyneuropathie betrifft etwa 1 % der Gesamtbevölkerung. Trotzdem werden Erkrankte, wenn sie darüber berichten, oft gefragt: „Polyneuropathie – was ist das?“

Bei dieser Erkrankung des peripheren Nervensystems können verschiedene Nervenfasern und Nervenarten betroffen sein, das erklärt auch die variable Erscheinungsform. Meistens sind die unteren Extremitäten und hier besonders die Füße und Zehen betroffen.

Beschreibungen der Symptome reichen von einem „Gehen wie auf Wolken“ über „Ameisenlaufen in den Füßen“ bis hin zu heftigsten Schmerzen: „Wie wenn jemand in das Fleisch schneidet“.

Die Krankheit verläuft meist chronisch und kann die Lebensqualität massiv beeinträchtigen.

Die Ursachen sind vielfältig, lassen sich aber mit einer differenzierten neurologischen Diagnostik bei der Mehrzahl der Patientinnen und Patienten feststellen. Von den bekannten Auslösern ist Diabetes am häufigsten, aber auch Vitaminmangelzustände, Alkohol, Autoimmunerkrankungen oder Nebenwirkungen von Medikamenten können in Frage kommen – insgesamt sind mehr als 500 Ursachen bekannt! Für Patientinnen und Patienten ist erfreulich, dass neben der Behandlung der Grundkrankheit eine Reihe von gut wirksamen, symptomorientierten Therapieformen zur Verfügung steht.

Besonders wichtig ist es deshalb, gut über die Erkrankung, den häufig chronischen Charakter und die langsame Besserungstendenz, die viel Geduld erfordern kann, ausreichend informiert zu sein.

Hierzu kann dieses Buch in hervorragender Weise beitragen.

Prim. Univ.-Prof. Dr. Bernhard Iglseder
Abteilungsvorstand Universitätsklinik für Geriatrie der PMU
Uniklinikum Salzburg | Christian-Doppler-Klinik